Livre de rece faible teneur en glucides

100 repas délicieux pour un mode de vie sain

Basile Baron

Ce document a pour but de fournir des informations exactes et fiables sur le sujet et la problématique traités. La publication est vendue avec l'idée que l'éditeur n'est pas tenu de fournir des services comptables, officiellement autorisés ou autrement qualifiés. Si des conseils juridiques ou professionnels sont nécessaires, il convient de faire appel à une personne expérimentée dans la profession.

Il est en aucun cas légal de reproduire, dupliquer ou transmettre une partie de ce document, que ce soit par voie électronique ou sous forme imprimée. L'enregistrement de cette publication est strictement interdit et tout stockage de ce document n'est pas autorisé sans l'autorisation écrite de l'éditeur. Tous droits réservés.

Avertissement Avertissement, les informations contenues dans ce livre sont vraies et complètes au meilleur de nos connaissances. Toutes les recommandations sont faites sans garantie de la part de l'auteur ou de l'éditeur de l'histoire. L'auteur et l'éditeur déclinent toute responsabilité en relation avec l'utilisation de ces informations

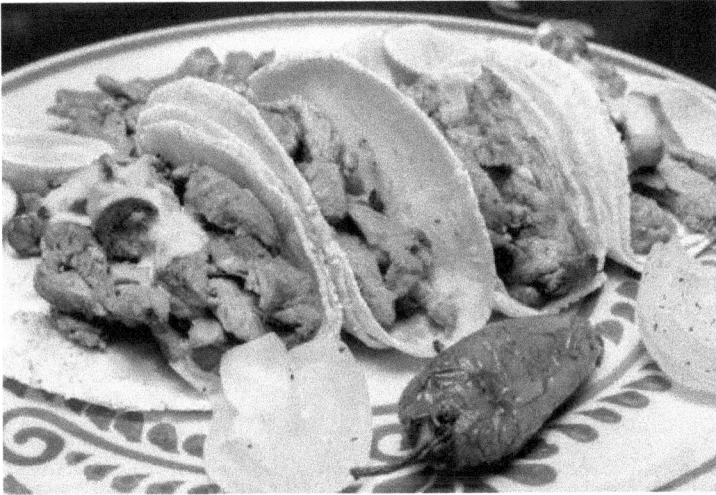

Table des matières

INTRODUCTION

Outre le sucre pur, trop de glucides sont responsables d'une prise de poids indésirable avec des poignées d'amour qui poussent. L'une des raisons pour lesquelles le régime low carb est une tendance en cours. Le régime low carb (traduit : peu de glucides) consiste à réduire drastiquement les glucides dans l'alimentation. Car ce n'est que lorsque l'apport en sucre et en glucides est réduit que le corps puise dans ses réserves énergétiques (capots graisseux) et assure ainsi une perte de poids en cas de prétendue pénurie alimentaire.

Ainsi, pour se débarrasser des poignées d'amour impopulaires, le régime avec des recettes sans ou avec moins de glucides est particulièrement efficace. Cependant, il faut savoir que les cellules graisseuses existantes ne se vident que pendant le régime et restent ensuite dans le corps. Si vous revenez trop vite à votre ancien style alimentaire malsain, vous vous réhydraterez rapidement.

Quels aliments sont autorisés dans un régime pauvre en glucides ?

Dès que vous mangez selon la méthode low carb, c'est-à-dire que la quantité de glucides dans les aliments est réduite, la proportion de graisses et de protéines qui n'est pas stockée dans le corps dans la même mesure peut être augmentée en même temps. Contrairement à d'autres formes de régime, il n'y a pas de déficit calorique associé à une sensation de faim. Plus de graisses et de protéines créent également une sensation de satiété plus durable. Ne vous laissez donc pas affamer, mais remplacez le sucre et les glucides par des plats riches en protéines et pauvres en glucides.

Vous devriez éviter ces aliments

Les aliments suivants sont les principaux responsables de la prise de poids indésirable. En plus de toutes les formes de sucre, il s'agit notamment des pommes de terre, du riz et de tous les produits à base de farine de blé comme les pâtes, la pizza et le pain. Leur consommation incontrôlée se fait remarquer lorsqu'ils sont consommés en trop grande quantité, transformés en sucre, comme une réserve de graisse impopulaire et souvent en constante augmentation.

De plus, il faut éviter toute forme de miel et de sucre, les confitures, le Nutella, tous les bonbons, les édulcorants artificiels et les jus de fruits industriels dans les plats à faible teneur en glucides. Dans le cas des céréales et des légumes, les pommes de terre, le riz, tous les produits à base de farine de blé comme les pizzas, le pain, les pâtisseries, les gâteaux et les nouilles, ainsi que tous les produits finis fabriqués industriellement sont à éviter. De plus, quelques aliments particulièrement féculents comme les bananes, le maïs, le panais, les patates douces, les pois et le muesli ne sont pas forcément recommandés.

À quel point le régime low carb est-il efficace et comment éviter l'effet yo-yo ?

Si vous voulez éviter l'effet yo-yo redouté d'une prise de poids rapide après un régime amaigrissant, un changement général des habitudes alimentaires que vous avez appris à aimer est inévitable. L'adaptation du comportement alimentaire à l'âge joue également un rôle important. À un âge avancé, contrairement à la jeunesse, le corps accumule plus rapidement d'importantes réserves de graisse en raison des changements hormonaux. Un passage strict à court terme au régime low carb fait ici des merveilles. Cependant, les nutritionnistes déconseillent un régime strict et permanent selon les spécifications du régime low carb. Pour éviter l'effet yo-yo, ils recommandent ensuite une alimentation équilibrée avec environ 50 % de glucides. Ainsi, vous n'aurez pas à vous passer constamment de votre pain, de vos pommes de terre et de vos délicieuses pâtes.

1. Mojito : la recette originale

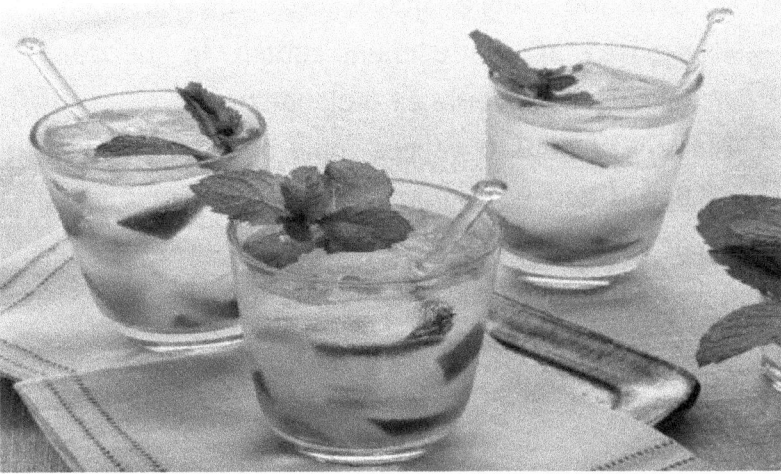

INGRÉDIENTS

- 20 feuilles de menthe.
- sucre glace.
- rhum cubain
- 3 citrons verts.
- Eau gazeuse

PRÉPARATION

1. Écrasez 20 feuilles de menthe avec 5 c. à café de sucre glace dans un récipient, ajoutez 30 cl de rhum cubain, le jus de 3 gros citrons verts et mélangez bien.
2. Versez dans 6 verres, puis allongez avec un peu d'eau pétillante type Perrier et un peu de glace pilée.
3. Décorer avec des feuilles de menthe.

2. Biscuit roulé : recette de base

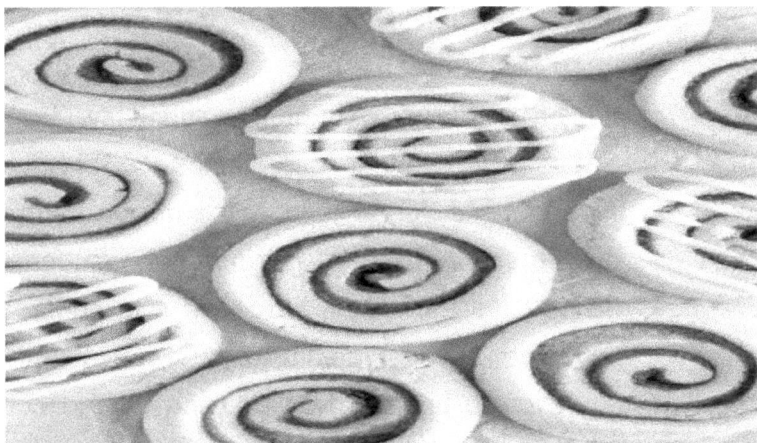

INGRÉDIENTS

- 120 g de sucre + 1 c. à café.
- 4 oeufs
- 120 g de farine.
- 25 g de beurre fondu

PRÉPARATION

1. Préchauffer le four à th. 7/210°.
2. Retirez la lèchefrite du four et posez dessus une feuille de papier sulfurisé.
3. Séparez les jaunes des blancs, fouettez les jaunes et le sucre jusqu'à ce que le mélange blanchisse et ajoutez la farine en remuant.
4. Battez les blancs en neige avec la cuillère à café de sucre, mélangez-les délicatement, soulevez la préparation et ajoutez le beurre fondu.
5. Étalez la pâte sur le papier sulfurisé à l'aide d'une spatule en formant un rectangle.
6. Faites cuire 8 minutes, sortez le biscuit du four, posez-le avec le papier sulfurisé sur le plan de travail et recouvrez-le d'un linge humide.
7. Laisser reposer 10 minutes, retirer le torchon, retourner le biscuit, l'enrouler sur lui-même et l'envelopper de film jusqu'à utilisation.

3. Macaroni au fromage faible en gras

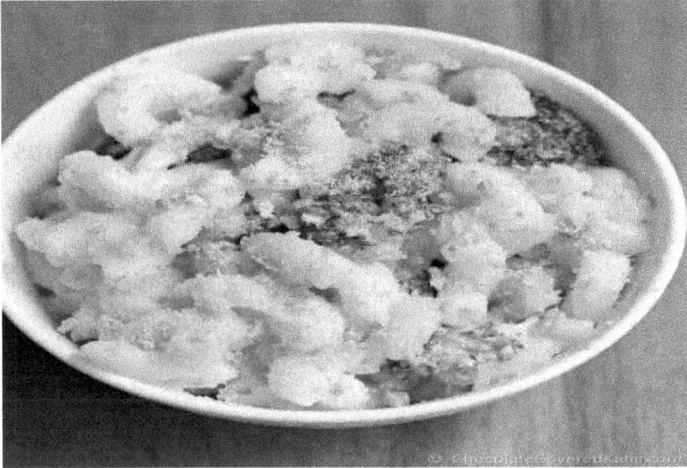

INGRÉDIENTS

- .1 1/2 c. à thé de macaroni cuit et égoutté.
- 1 petit oignon, haché.
- 9 tranches de 2/3 oz de fromage cheddar fort faible en gras.
- 1 boîte de 12 oz de lait écrémé évaporé.
- 1/2 c. à thé de bouillon de poulet à faible teneur en sodium.
- 2 1/2 cuillère(s) à soupe de farine de blé environ
- .1/4 cuillère à café de sauce Worcestershire.
- 1/2 cuillère à café de moutarde sèche.
- 1/8 cuillère(s) à café de poivre.
- 3 cuillère(s) à soupe de chapelure.
- 1 cuillère(s) à soupe de margarine, ramollie

PRÉPARATION

1. Dans un plat de cuisson profond, vaporisé d'huile végétale, étalez 1/3 des macaronis, 1/2 des oignons et du fromage. Répétez les couches en terminant par les macaronis. Fouettez le lait, le bouillon, la farine, la moutarde, la sauce Worcestershire et le poivre jusqu'à ce que le tout soit bien mélangé. Versez sur les couches. Mélangez la chapelure et la margarine, puis saupoudrez dessus. Faites cuire à découvert à 375 degrés pendant 30 minutes jusqu'à ce que le mélange soit chaud et bouillonnant.

4. Une recette végétarienne

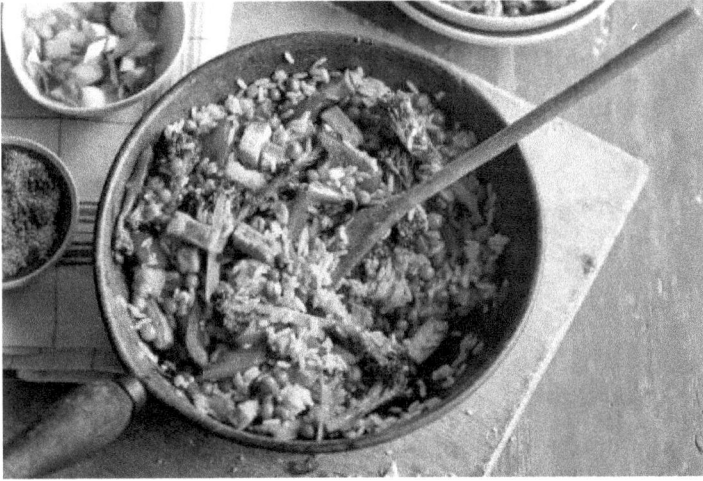

INGRÉDIENTS

- .2 oignons.
- 2 carottes.
- 1 panais.
- 1 fenouil
- .250 g de céréales.
- huile d'olive.
- curcuma sel, poivre.
- graines de citrouille

PRÉPARATION

1. Faire revenir à feu moyen : les oignons émincés, ajouter le curcuma selon votre goût, bien poivrer, puis ajouter 2 carottes (ici 1 violette, 1 jaune), 1 panais, 1 fenouil coupé en dés, saler et poivrer, cuire en remuant de temps en temps

2. Faites cuire 1 paquet de 250 g de céréales dans de l'eau bouillante salée (type quinoa boulgour de Monoprix qui cuit en 10 minutes), égouttez, versez dans un saladier, assaisonnez avec 2 c. à soupe d'huile d'olive, versez les légumes dessus, parsemez de graines de courge torréfiées pendant 3 minutes dans une poêle.

5. Burgers à la sauce crémeuse et au chou frit

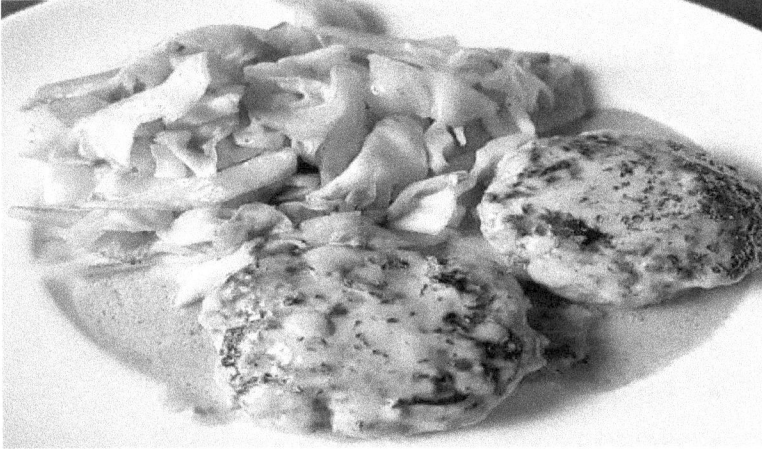

INGRÉDIENTS

- Burgers
- 650 g de viande hachée (hachée)
- 1 oeuf
- 85 g de fromage feta
- 1 c. à thé de sel
- $\frac{1}{4}$ c. à thé de poivre noir moulu
- 55 g (220 ml) de persil frais, finement haché
- 1 c. à soupe d'huile d'olive, pour la friture
- 2 cuillères à soupe de beurre pour la friture

sauce

- 180 ml de crème (ou de crème fraîche) à fouetter
- 2 cuillères à soupe de persil frais haché
- 2 cuillères à soupe de concentré de tomates ou de sauce ajvar
- sel et poivre

Chou vert frit

- 550 g de chou blanc râpé
- 85 g de beurre
- sel et poivre

Instructions

Burgers à la crème :

1. Mélangez tous les ingrédients des hamburgers et assemblez-en huit, plus longs que larges.
2. Faites-les frire à feu moyen dans du beurre et de l'huile d'olive pendant au moins 10 minutes ou jusqu'à ce que les galettes prennent une délicieuse couleur.
3. Ajoutez la pâte de tomates et la crème à fouetter dans la poêle lorsque les

hamburgers sont presque cuits. Mélangez et laissez la crème bouillir.
4. Parsemer de persil haché avant de servir.

Chou vert sauté au beurre :

1. Coupez le chou en lanières ou utilisez un robot culinaire.
2. Faites fondre le beurre dans une poêle.
3. Faites sauter le chou râpé à feu moyen pendant au moins 15 minutes ou jusqu'à ce que le chou ait la couleur et la texture souhaitées.
4. Mélangez fréquemment et baissez légèrement le feu vers la fin. Assaisonnez selon votre goût.

6. Recette jésuite

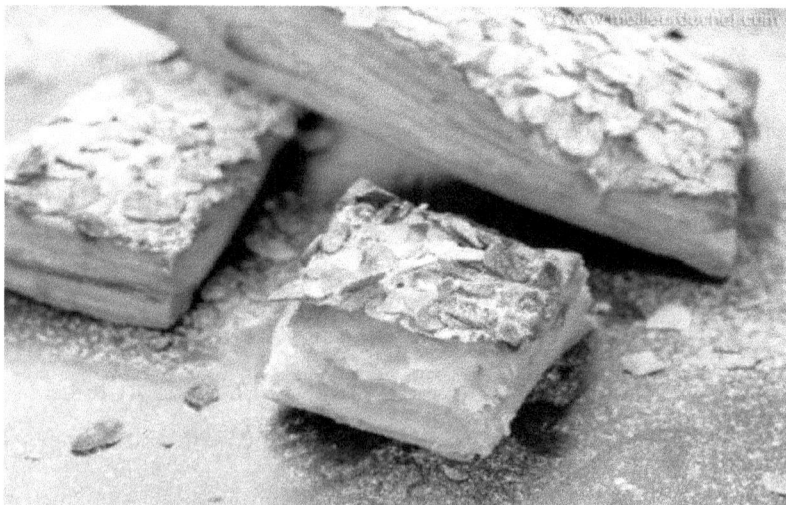

INGRÉDIENTS

- .50 g de poudre d'amandes.
- 50 g de sucre.
- 50 g de beurre
- .1 oeuf.
- 1 verre(s) à liqueur de rhum

PRÉPARATION

1. Réalisez deux fines bandes feuilletées de 12 cm de large.
2. Décorer d'une fine couche de crème d'amandes.
3. Mouillez les deux bords avec de l'eau à l'aide d'un pinceau. Placez le deuxième rouleau dessus, appuyez sur les bords pour les souder.
4. Dorer la surface avec l'oeuf et semer dessus des amandes en poudre. Couper la bande ainsi obtenue en triangles déposés sur une plaque de cuisson et cuire au four chaud.
5. Saupoudrer de sucre glace à la sortie du four. Faire ramollir le beurre jusqu'à ce qu'il soit crémeux, ajouter en même temps les amandes et le sucre.
6. Travailler énergiquement au fouet pour obtenir une composition mousseuse. Ajouter l'oeuf entier, puis le Rhum.

7. Recette de glace au chocolat

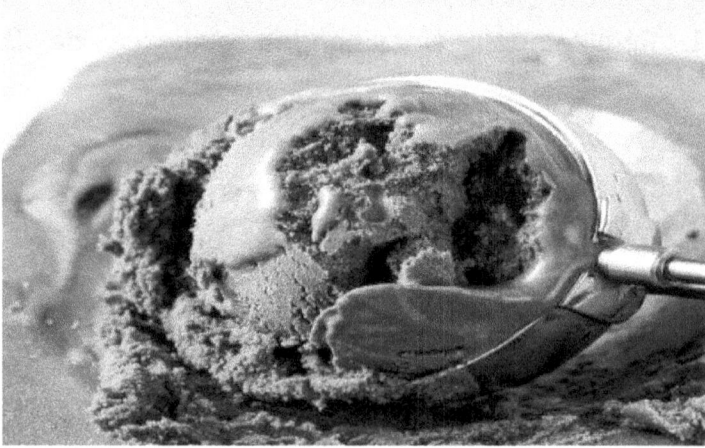

INGRÉDIENTS

- .6 jaunes d'oeufs.
- 200 g de sucre.
- 1/2 l de lait
- .300 ml de crème sure liquide.
- 100 g de cacao non sucré

PRÉPARATION

1. Pour réaliser votre recette de glace au chocolat :
2. Faire bouillir le lait.
3. Battre les jaunes et 150g de sucre jusqu'à ce que le mélange blanchisse.
4. Ajoutez le cacao et mélangez.
5. Verser le lait petit à petit en remuant pour obtenir une préparation très liquide. Réchauffer le tout à feu doux pour qu'il épaississe (sans le faire bouillir).
6. Laissez refroidir ce jus.
7. Battre énergiquement la crème et le reste du sucre. Incorporer la préparation au jus. Turbine

8. Pirogis polonais, recette maison

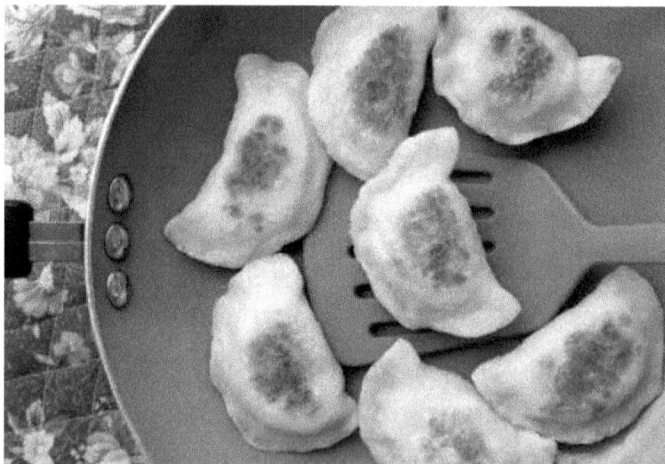

INGRÉDIENTS

- .2 livres de fromage cottage égoutté ou de fromage coûte.
- 10 t. d'eau.
- 1 c. à thé de chapelure légèrement grillée.
- 3 cuillère(s) à soupe d'huile
- .4 gros œufs battus.
- 1 1/2 cuillère(s) à café de sel.
- 2 c. à soupe de farine tout usage plus assez pour préparer la pâte

PRÉPARATION

1. Dans un bol moyen, écraser le fromage à la fourchette. Incorporer les œufs, ½ c. à thé de sel, la farine et mélanger pour former une pâte. Rouler la pâte sur une planche farinée et la diviser en 4 morceaux. Étaler chaque morceau en un rectangle de 12'' de long et 2'' de large. Couper chaque morceau en diagonale pour faire environ 10 morceaux. Porter l'eau à ébullition et ajouter 1 c. à thé de desel. Réduire le feu pour que l'eau bout légèrement et y plonger un tiers des raviolis. Laisser mijoter, à découvert, jusqu'à ce qu'ils remontent. Les retirer avec une écumoire, les égoutter. Répéter jusqu'à ce que tous les beignets soient cuits. Servir avec un peu de chapelure grillée.
2. Donne environ 40 pérogies.

9. Recette de base du granola

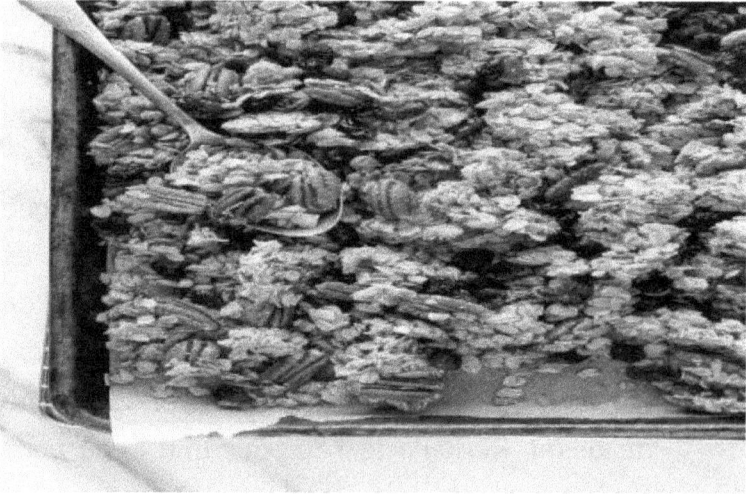

INGRÉDIENTS

- .300 g de flocons d'avoine.
- 100 g d'amandes entières.
- 100 g de graines de tournesol.
- 100 g de graines de citrouille.
- 50 g de graines de sésame.
- 50g de raisins secs
- .10 cl d'eau chaude.
- 50 g de miel liquide.
- 4 cuillère(s) à soupe d'huile de tournesol pressée à froid.
- 1 cuillère à café de vanille en poudre.
- 1 peu de sel de mer

PRÉPARATION

1. Allumer le four à th. 5/150°.
2. Mettre les flocons d'avoine, les graines, les amandes, les raisins secs, le sel et la vanille dans un bol.
3. Mélangez l'eau chaude, le miel et l'huile et versez dans le bol.
4. Remuez jusqu'à ce que le liquide soit absorbé, puis étalez le mélange sur la plaque du four recouverte d'une feuille de papier sulfurisé.
5. Laissez cuire 30 à 45 minutes en remuant de temps en temps. Laissez refroidir et réservez dans une boîte.

10. Recette de base du gâteau

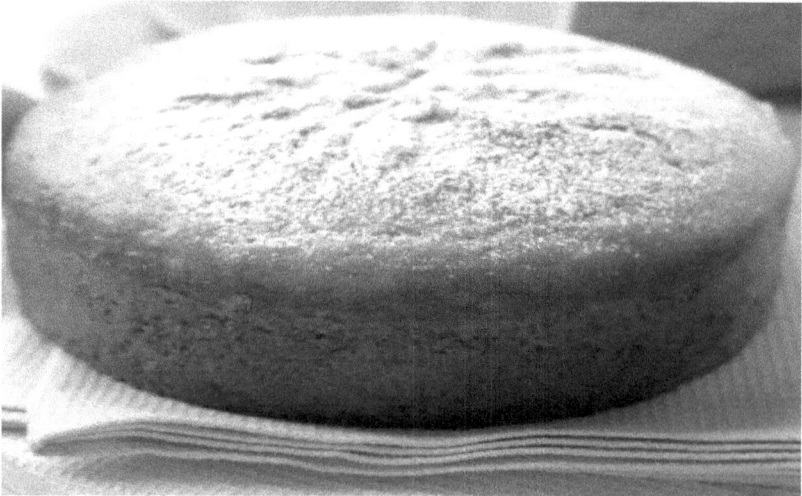

INGRÉDIENTS

- .100 g de chocolat noir.
- 200 g de beurre + 1 noix.
- 100 g de sucre + 1 peu.
- 4 œufs.100 g de farine
- .50 g de fécule de maïs.
- 30 g de cacao non sucré.
- 1 cuillère à café rase de levure chimique.
- 1 cuillère à café de poudre de vanille ou de cannelle

PRÉPARATION

1. Allumer le four à th. 6/180°.
2. Beurrez un moule et saupoudrez-le d'un peu de sucre.
3. Faites fondre le chocolat cassé en morceaux et le beurre au micro-ondes ou au bain-marie.
4. Fouettez les œufs entiers et le sucre jusqu'à ce que le mélange blanchisse et mélangez-les avec le chocolat fondu et le beurre.
5. Ajoutez la farine, la fécule de maïs, le cacao, la levure chimique, la vanille ou la cannelle. Vous pouvez mélanger cette pâte à l'aide d'un robot ou d'un mixeur.
6. Versez dans le moule et faites cuire au four pendant 30 à 40 minutes. La pointe d'un couteau plantée au centre doit ressortir presque sèche.
7. Démoulez le gâteau et laissez-le refroidir sur une grille.

11. Recette de morilles

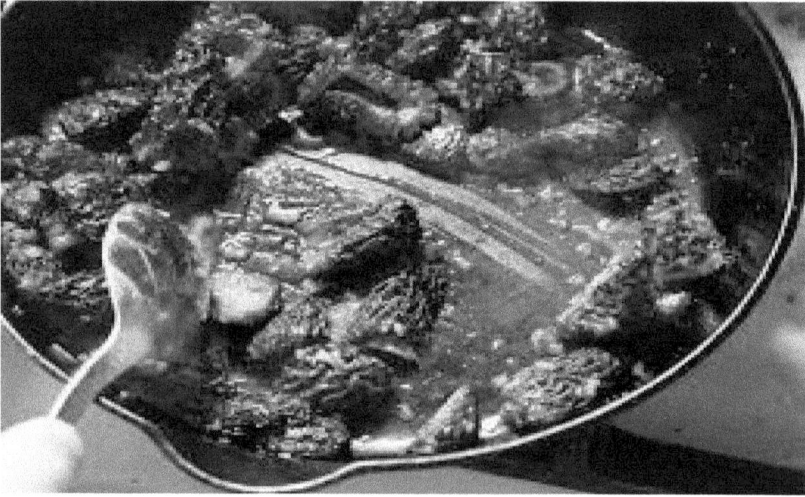

INGRÉDIENTS

- .250 g de morilles.
- 2 rognons de veau.
- 400 g de veau de récif.
- 75 g de beurre.
- 5 cl de cognac
- .15 cl de crème fraîche.
- 4 vol au vent.
- gros sel.
- poivre moulu

PRÉPARATION

1. Retirez la partie terreuse des morilles, rincez-les dans plusieurs eaux, égouttez-les et séchez-les dans du papier absorbant.
2. Passez les ris de veau sous un filet d'eau froide, blanchissez-les 5 minutes dans de l'eau salée puis égouttez-les.
3. Ouvrir les rognons, les couper en dés, les faire revenir dans 25 grammes de beurre chaud pendant 8 minutes.
4. Flamber avec la moitié du cognac.
5. Coupez les ris de veau et faites-les revenir 3 minutes dans 25 grammes de beurre chaud.
6. Flamber avec le reste de cognac, ajouter la moitié de la crème fraîche, chauffer 1 minute.
7. Faire revenir les morilles dans le reste de beurre pendant 10 minutes, les égoutter puis ajouter le reste de crème.
8. Dans une sauteuse, verser les trois préparations, saler, poivrer, chauffer 3 minutes à feu doux.
9. Déposez la préparation chaude dans les croûtes réchauffées et servez chaud.

12. Pain perdu : recette de base

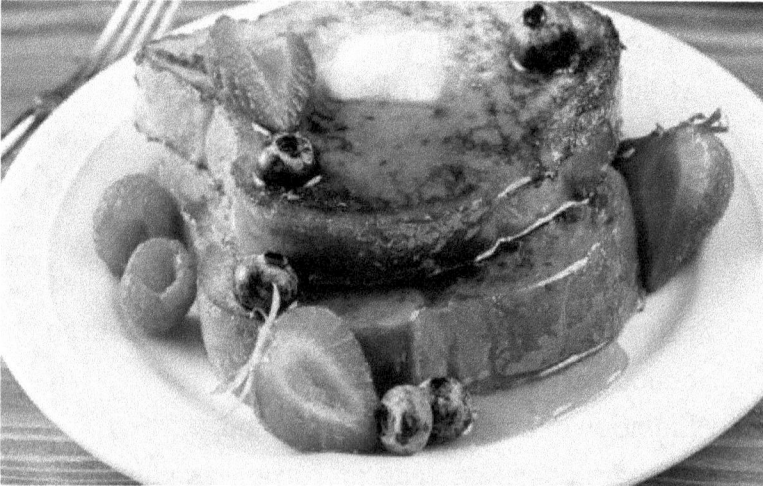

INGRÉDIENTS

- .50 cl de lait.
- 150 g de sucre.
- 1 gousse de vanille.
- 3 oeufs
- .poudre de cannelle.
- 50 g de beurre.
- 10 tranches de pain de mie, baguette, brioche rassis

PRÉPARATION

1. Faites chauffer le lait, le sucre et la vanille fendue en deux et grattée dans une casserole et laissez infuser 10 minutes à couvert.

2. Battre les oeufs en omelette avec 1 peu de cannelle.

3. Faites fondre la moitié du beurre dans une poêle, plongez la moitié des tranches de pain dans le lait, puis dans les œufs battus et faites-les dorer à la poêle des deux côtés pendant 6 à 10 minutes. Répétez l'opération pour le reste des tranches. Servez aussitôt.

13. Recette de biscuits au chocolat

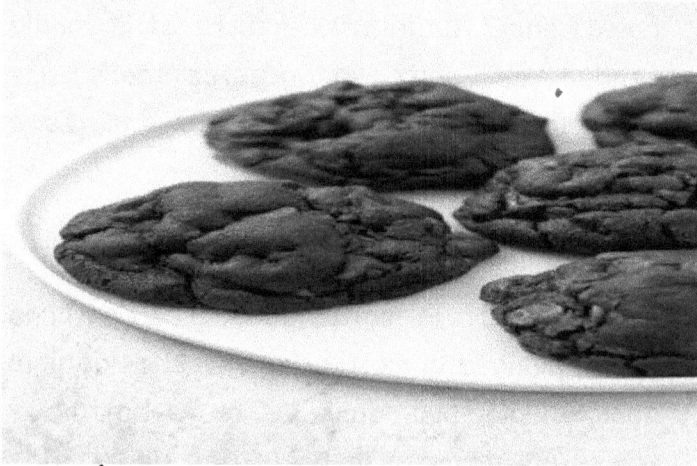

INGRÉDIENTS

- 200g de chocolat.
- 125g de sucre
- 125g de poudre d'amandes.
- 3 blancs d'oeufs

PRÉPARATION

1. Préchauffer le four à 180°C.
2. Faire fondre le chocolat à feu doux.
3. Battre les blancs en neige, continuer à battre en incorporant le sucre et la poudre d'amandes.
4. Incorporer le chocolat.
5. Sur une plaque à pâtisserie, faites des petits tas.
6. Cuire au four pendant 15 minutes.

7. Régalez-vous de vos petits biscuits au chocolat !

14. Escalivada : la recette du pique-nique

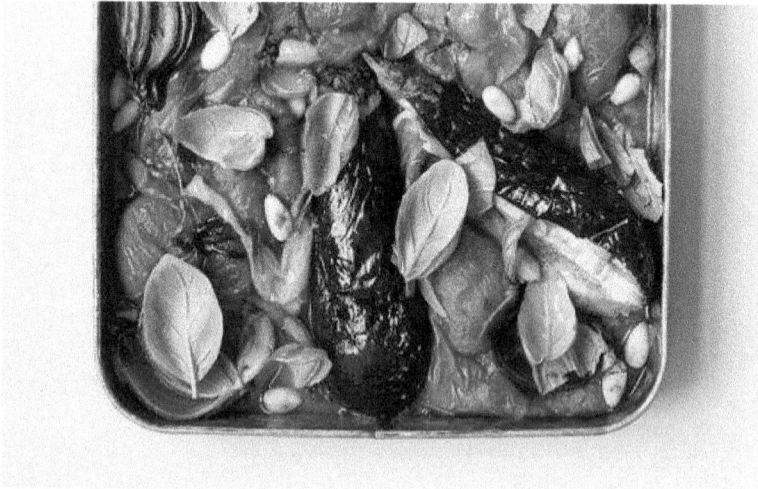

INGRÉDIENTS

- .2 aubergines.
- 2 courgettes.
- 1 poivron vert.
- 1 poivron rouge
- .6 nouveaux oignons.

- 2 dl de vinaigre de banyuls
- 2 dl d'huile d'olive.
- sel

Pour servir :

- .tranches de pain grillées
- .Filets d'anchois à l'huile d'olive

PRÉPARATION

Allumez le four à 210°C (th. 7). Rincez les aubergines, les courgettes et les poivrons, puis disposez-les sur les oignons sans les éplucher. Glissez la plaque dans le four. Comptez

1. Entre 30 et 50 minutes, en retournant et en surveillant les légumes : les aubergines sont cuites quand elles sont tendres sous la pression des doigts, les poivrons et les oignons quand la peau est dorée.

Peler

1. Quand les légumes sont tièdes, coupez les poivrons et les aubergines en longues lanières, les oignons et les courgettes en deux dans le sens de la longueur.

Ranger

1. Mettez les légumes dans un saladier ou une boîte hermétique. Recouvrez-les d'huile et

de vinaigre. Salez et mélangez délicatement.
Servez l'escalivada à température ambiante
ou froide, accompagnée de tranches de pain
grillé et de filets d'anchois.

15. Profiteroles au chocolat - Recette facile

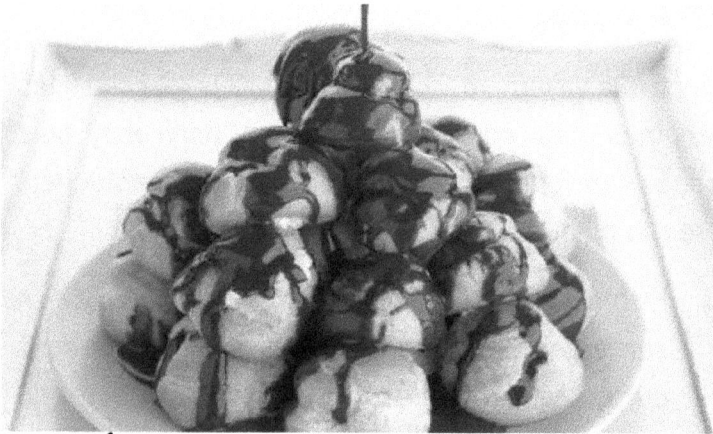

INGRÉDIENTS

- .pour 40 petits choux ronds.
- une douille de 1,5 cm.

pour la crème pâtissière :.

- crème
- .è 15 cl de crème fouettée.

pour la sauce au chocolat :.

- 150 g de chocolat noir au lait

PRÉPARATION

1. Incorporer délicatement les 15 cl de crème fouettée à la crème pâtissière à l'aide d'un fouet, pour alléger la crème.
2. Ensuite, à l'aide de la poche à douille munie de la douille de 1,5 cm, garnissez les 40 choux, et placez-les au réfrigérateur.
2. 3. Faites fondre le chocolat dans une casserole à feu doux, en ajoutant le lait, jusqu'à ce qu'une sauce bien liée se forme.
3. Disposer les choux en pyramide dans un plat, et les recouvrir de sauce tiède.
4. Vos profiteroles au chocolat sont prêtes, régalez-vous !
5. Découvrez nos sélections de recettes : recettes de chocolat festives, recettes de gâteaux au chocolat, recettes de douceurs...

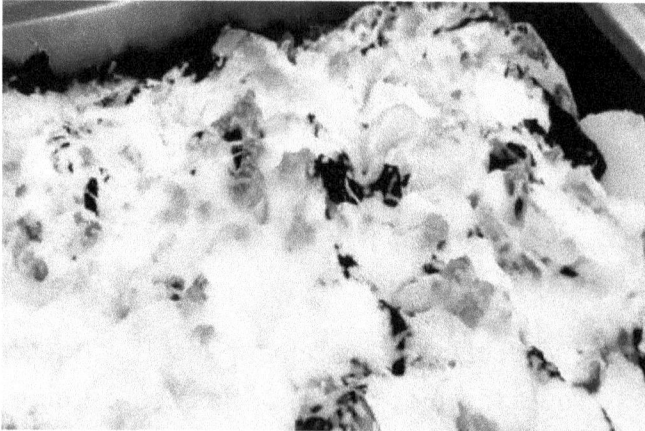

INGRÉDIENTS

- 1 kg de pommes de terre 1 oignon.
- 200 g de lardons 1 reblochon fermier
- 1 cuillère(s) à soupe de crème fraîche (facultatif).
- 1 cuillère(s) à soupe d'huile végétale (tournesol, arachide)
- 10 g de beurre

PRÉPARATION

1. Faites cuire les pommes de terre avec leur peau dans une casserole d'eau bouillante.

2. Pendant ce temps, épluchez et émincez l'oignon, faites-le suer dans l'huile chaude, ajoutez le bacon et faites dorer le tout en remuant souvent.

3. Préchauffer le four à th. 8/220°. Beurrer un plat à gratin (ou en fonte), y verser la moitié des pommes de terre, et ajouter la moitié du mélange oignons-lardons, le reste des pommes de terre et le reste de l'oignon-lardons.

4. Lissez la surface, ajoutez la crème (facultatif) et déposez le reblochon entier au centre. Poivrez et enfournez jusqu'à ce que le dessus de la tartiflette soit bien doré. Servez aussitôt.

17. Recette classique de brownies

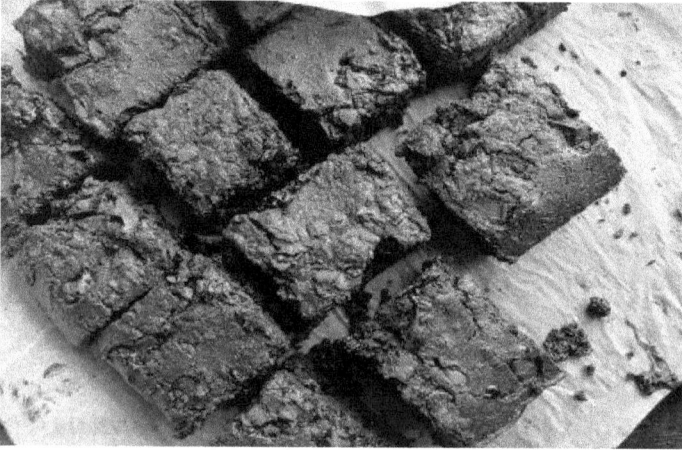

INGRÉDIENTS

- .125 g de beurre.
- 150 g de sucre.
- 4 oeufs.
- 125 g de chocolat
- .50 g de farine.
- levure.
- glace au sucre

PRÉPARATION

1. Préchauffez votre four thermostat 6 - 7 (180°-200°).
2. Faites fondre le beurre dans une casserole à feu très doux.
3. Mélanger le beurre fondu avec le sucre dans un bol.
4. Ajoutez les œufs.
5. Dans une casserole à feu très doux, faites fondre le chocolat coupé en carrés, puis ajoutez-le à votre mélange.
6. Ajoutez la farine mélangée au sel et à la levure chimique.
7. Bien mélanger le tout (50 tours)
8. Mettez le mélange dans un moule bien beurré. L'idéal est d'utiliser un moule en céramique carré d'environ 20 x 25 centimètres.
9. Mettre au four pendant 30 à 35 minutes. Le brownie ne doit pas être trop cuit.
10. Laissez refroidir, saupoudrez-le de sucre glace pour avoir un dessus blanc plus présentable et coupez-le en morceaux carrés (par exemple 2 centimètres sur 2 centimètres).

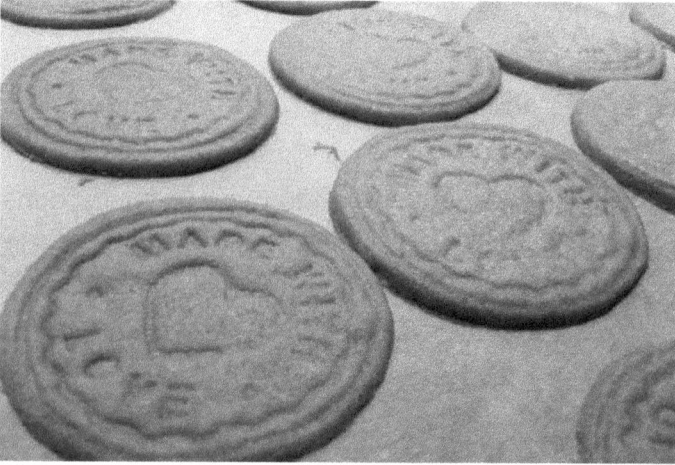

INGRÉDIENTS

- .250 g de beurre.
- 350 g de farine tamisée.
- 200 g de sucre roux
- .5g de bicarbonate de soude.
- 1 oeuf.
- 1 cuillère à soupe de sel

PRÉPARATION

1. La préparation du spéculoos nécessite une attente de 12 heures.
2. Mélanger 40g de farine, le bicarbonate de soude et le sel dans un premier récipient.
3. Faire fondre le beurre.
4. Mettez-le dans un deuxième récipient, ajoutez la cassonade, l'œuf et mélangez énergiquement. Ajoutez ensuite le reste de farine en remuant. Mélangez le tout et laissez reposer 12 heures au réfrigérateur.
5. Après 12 heures d'attente, beurrez les plaques à pâtisserie.
6. Étalez la pâte en gardant une épaisseur minimum (3 millimètres maximum) et découpez-la à l'aide de moules de votre choix.
7. Faites cuire le tout pendant 20 minutes en surveillant la cuisson.
8. Il est préférable de laisser refroidir les spéculoos avant de les déguster !

19. Oeufs brouillés au basilic et au beurre

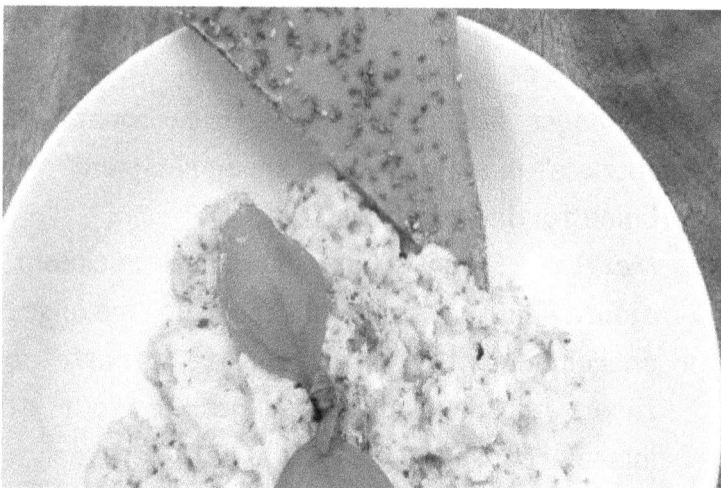

INGRÉDIENTS

- 2 cuillères à soupe de beurre
- 2 oeufs
- 2 c. à soupe de crème (ou de crème fraîche) à monter
- sel et poivre noir moulu
- 80 ml (38 g) de fromage cheddar râpé
- 2 cuillères à soupe de basilic frais

PRÉPARATION

1. Faites fondre le beurre dans une poêle à feu doux.
2. Ajoutez les œufs, la crème, le fromage et les assaisonnements dans un petit bol. Battez légèrement et ajoutez à la poêle.
3. Remuez à l'aide d'une spatule, des bords vers le centre, jusqu'à ce que les œufs soient brouillés. Si vous les préférez moelleux et crémeux, remuez à basse température jusqu'à ce qu'ils atteignent la consistance souhaitée.
4. Terminez en parsemant le basilic.

20. Poitrine de poulet à l'ail

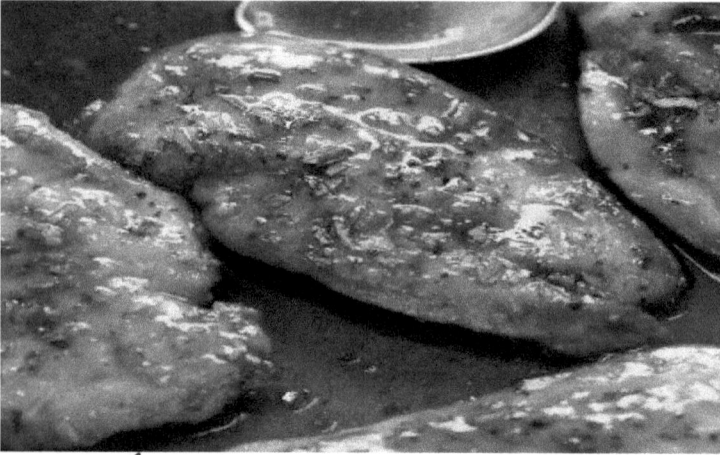

INGRÉDIENTS

- 2 tasses d'huile d'olive
- 4 cuillères à soupe d'ail, finement tranché
- 1 tasse de piment guajillo, coupé en tranches
- 4 poitrines de poulet
- 1 pincée de sel
- 1 pincée de poivre
- 1/4 tasse de persil, finement haché, pour décorer

PRÉPARATION

1. Pour l'ail, dans un bol, mélanger l'huile avec l'ail, le piment guajillo, le poulet et laisser mariner pendant 30 minutes. Réservation.

2. Chauffer une poêle à feu moyen, ajouter le poulet avec la marinade et cuire pendant environ 15 minutes à feu moyen ou jusqu'à ce que l'ail soit doré et que le poulet soit cuit. Assaisonner de sel et de poivre. Servir et garnir de persil haché.

21. Chicharrón de porc à la mexicaine

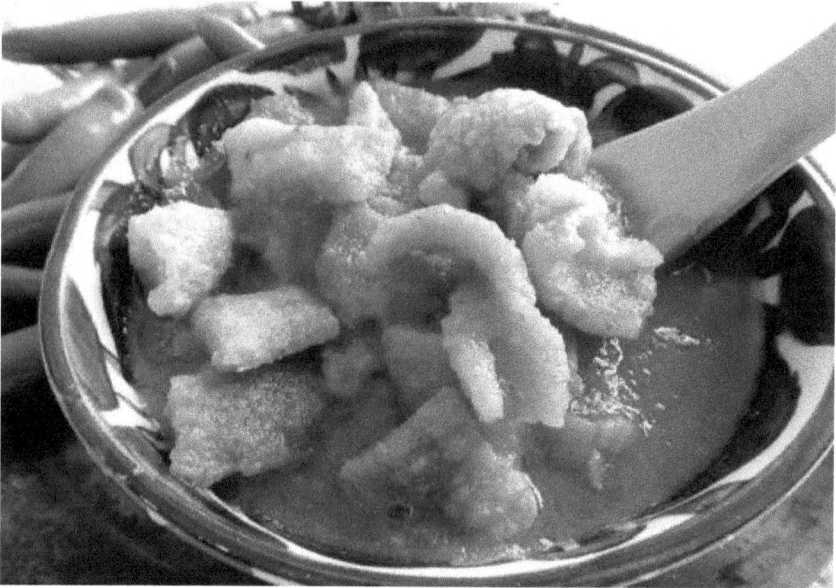

INGRÉDIENTS

- 1 cuillère à soupe d'huile
- 1/4 oignon, en filets
- 3 piments serrano, tranchés
- 6 tomates coupées en dés
- 1/2 tasse de bouillon de poulet
- 3 tasses de couennes de porc
- assez de sel
- assez de poivre
- assez de coriandre fraîche, en feuilles, pour décorer
- assez de haricots, du pot, pour accompagner

- assez de tortillas de maïs, pour accompagner

PRÉPARATION

1. Dans une poêle profonde, faites revenir l'oignon et le piment avec un peu d'huile jusqu'à ce qu'ils soient brillants. Ajoutez la tomate et laissez cuire pendant 5 minutes, ajoutez le bouillon de poulet et laissez bouillir. Ajoutez la couenne de porc, assaisonnez de sel et de poivre, couvrez de feuilles de coriandre et laissez cuire pendant 10 minutes.
2. Servir et garnir de feuilles de coriandre.
3. Accompagner de haricots verts et de tortillas de maïs.

22. Poulet farci aux nopales

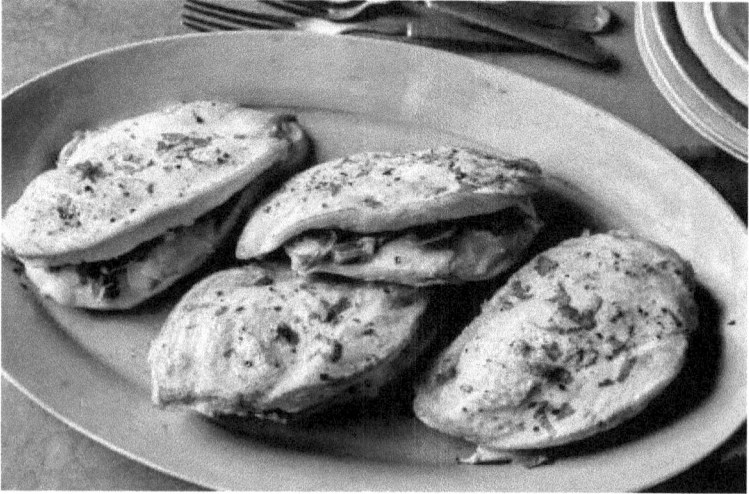

INGRÉDIENTS

- 1 cuillère à soupe d'huile
- 1/2 tasse d'oignon blanc, en filets
- 1 tasse de nopal, coupé en lanières et cuit
- assez de sel
- assez d'origan
- assez de poivre
- 4 poitrines de poulet, aplaties
- 1 tasse de fromage Oaxaca, râpé
- 1 cuillère à soupe d'huile, pour la sauce
- 3 gousses d'ail hachées pour la sauce
- 1 oignon blanc, coupé en huit, pour la sauce

- 6 tomates coupées en quartiers pour la sauce582
- 1/4 tasse de coriandre fraîche, fraîche, pour la sauce
- 4 piments guajillo, pour la sauce
- 1 cuillère à soupe de piment de la Jamaïque, pour la sauce
- 1 tasse de bouillon de poulet, pour la sauce
- 1 pincée de sel, pour la sauce

PRÉPARATION

1. Pour la garniture, faites chauffer une poêle à feu moyen avec l'huile, faites revenir l'oignon avec les nopales jusqu'à ce qu'ils cessent de baver, assaisonnez à votre goût avec du sel, du poivre et de l'origan. Réservation.
2. Sur une planche, déposez les blancs de poulet farcis de nopales et de fromage Oaxaca, enroulez-les, assaisonnez avec du sel, du poivre et un peu d'origan. Si nécessaire, fixez-les avec un cure-dent.
3. Chauffez un gril à feu vif et faites cuire les rouleaux de poulet jusqu'à ce qu'ils soient bien cuits. Coupez les rouleaux et réservez au chaud.

4. Pour la sauce, faites chauffer une poêle à feu moyen avec l'huile, faites revenir l'ail avec l'oignon jusqu'à obtenir une couleur dorée, ajoutez la tomate, la coriandre, le piment guajillo, le piment de la Jamaïque, les graines de coriandre. Laissez cuire pendant 10 minutes, complétez avec le bouillon de poulet, salez et poursuivez la cuisson pendant 10 minutes supplémentaires. Refroidissez légèrement.

5. Mixez la sauce jusqu'à obtenir un mélange homogène. Servez sur une assiette en miroir, posez le poulet dessus et dégustez.

23. Mini pain de viande au bacon

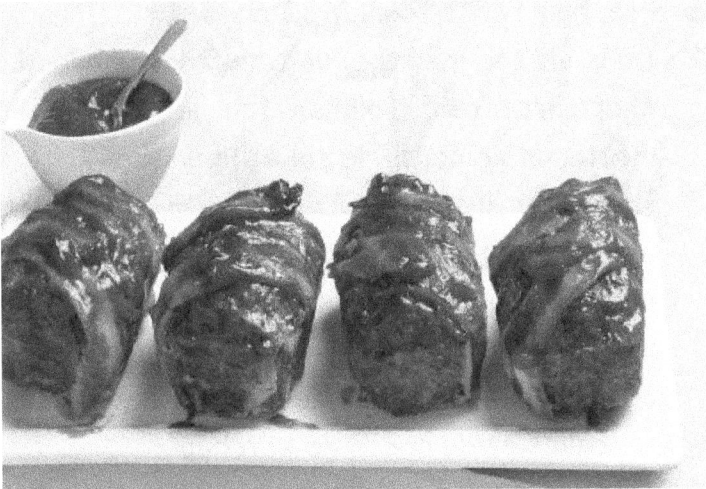

INGRÉDIENTS

- 1 kilo de boeuf haché
- 1/2 tasse de pain moulu
- 1 oeuf
- 1 tasse d'oignon, haché finement
- 2 cuillères à soupe d'ail finement haché
- 4 cuillères à soupe de ketchup
- 1 cuillère à soupe de moutarde
- 2 cuillères à café de persil finement haché
- assez de sel
- assez de poivre
- 12 tranches de bacon
- assez de sauce ketchup, pour vernir
- assez de persil, pour décorer

PRÉPARATION

1. Préchauffer le four à 180°C.
2. Dans un bol, mélanger le bœuf haché avec la chapelure, l'œuf, l'oignon, l'ail, le ketchup, la moutarde, le persil, le sel et le poivre.
3. Prenez environ 150 g de mélange de viande et façonnez-le en forme circulaire à l'aide de vos mains. Enveloppez-le de bacon et placez-le sur une plaque à biscuits graissée ou du papier ciré. Badigeonnez le dessus des cupcakes et du bacon de ketchup.
4. Cuire au four pendant 15 minutes ou jusqu'à ce que la viande soit cuite et que le bacon soit doré.
5. Servir avec du persil, accompagné de salade et de pâtes.

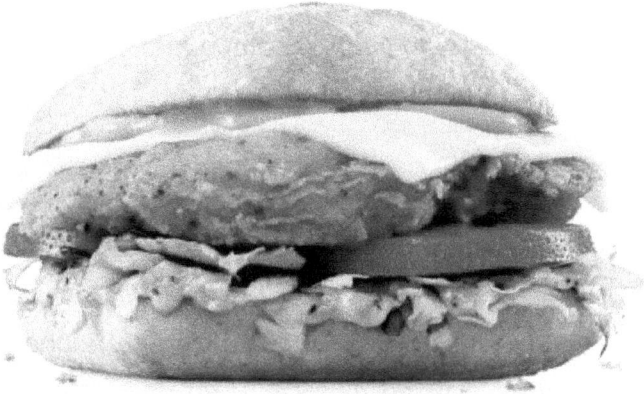

INGRÉDIENTS

- 1/2 tasse de chorizo, émietté
- 1/2 tasse de bacon, haché
- 2 cuillères à soupe d'ail finement haché
- 1 oignon rouge, coupé en morceaux
- 2 poitrines de poulet, sans peau, désossées, coupées en dés
- 1 tasse de champignons, en filets
- 1 poivron jaune, coupé en morceaux
- 1 poivron rouge, coupé en morceaux
- 1 poivron orange coupé en morceaux
- 1 citrouille coupée en demi-lunes
- 1 pincée de sel et de poivre
- 1 tasse de fromage Manchego, râpé

- au goût de tortillas de maïs, pour accompagner
- au goût de la sauce, pour accompagner
- au goût de citron, pour accompagner

PRÉPARATION

1. Chauffer une poêle à feu moyen et faire revenir le chorizo et le bacon jusqu'à ce qu'ils soient dorés. Ajouter l'ail et l'oignon et cuire jusqu'à ce qu'ils soient transparents. Ajouter le poulet, assaisonner de sel et de poivre et cuire jusqu'à ce qu'il soit doré.
2. Une fois le poulet cuit, ajoutez les légumes un à un, laissez cuire quelques minutes avant d'ajouter le suivant. Enfin, ajoutez le fromage et laissez cuire 5 minutes supplémentaires pour qu'il fonde, rectifiez l'assaisonnement.
3. Servir le fil très chaud accompagné de tortillas de maïs, de salsa et de citron.

25. Keto Taquitos De Arrachera

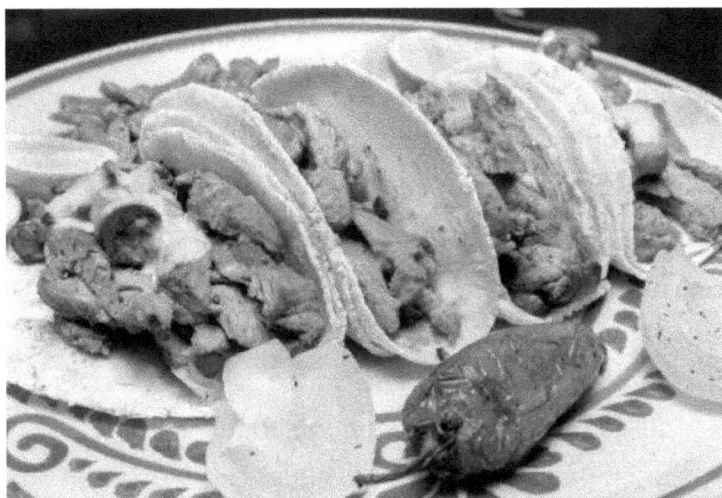

INGRÉDIENTS

- 3/4 tasse de farine d'amandes, 40 g, tamisée, pour la tortilla
- 1 tasse de blanc d'œuf San Juan®, 375 ml
- 1 cuillère à café de levure chimique, 3 g, tamisée pour l'omelette
- au goût de sel, pour l'omelette
- au goût de poivre, pour l'omelette
- assez de spray de cuisson pour l'omelette
- 1/4 d'oignons, pour la sauce
- 1 gousse d'ail, pour la sauce
- 1/2 tasse de concombre, sans peau ni pépins, en cubes, pour la sauce
- 2 avocats, juste la pulpe, pour la sauce

- 2 morceaux de piment serrano, sans queue, pour la sauce
- 3/4 tasse de feuilles de coriandre pour la sauce
- 3 cuillères à soupe de feuilles de menthe verte pour la sauce
- 3 cuillères à soupe de jus de citron, pour la sauce
- 3 cuillères à soupe d'eau, pour la sauce
- au goût de sel, pour la sauce
- au goût de poivre, pour la sauce
- 2 cuillères à soupe d'huile d'olive, pour la viande
- 1/2 tasse d'oignon, en lanières, pour la viande
- 500 grammes de bavette de bœuf, en lanières moyennes
- au goût de sel, pour la viande
- au goût de poivre, pour la viande
- assez d'oignon rouge, mariné, pour accompagner
- au goût de piment serrano, tranché, pour accompagner
- assez de feuille de coriandre, pour accompagner

PRÉPARATION

1. À l'aide d'un ballon, mélangez dans un bol la farine d'amandes avec le Blanc d'Oeuf San Juan® et la levure chimique jusqu'à ce qu'ils soient intégrés, vous remarquerez que les blancs vont légèrement s'éponger, assaisonnez de sel et de poivre et terminez l'intégration.

2. Mettez un peu de spray de cuisson dans une poêle en téflon (de préférence de la taille que vous souhaitez pour faire les tortillas), ajoutez un peu de mélange et faites cuire à feu doux, lorsque la surface commence à avoir de petites bulles, retournez la tortilla avec une spatule et laissez cuire encore quelques minutes. Répétez jusqu'à ce que vous ayez fini avec le mélange. Réservez au chaud jusqu'à utilisation.

3. Pour la sauce, mélangez l'oignon avec l'ail, le concombre, les avocats, le piment serrano, la coriandre, la menthe, le jus de citron, l'eau, le sel et le poivre jusqu'à ce que le tout soit bien mélangé. Réservez jusqu'à utilisation.

4. Versez l'huile d'olive dans une poêle chaude, faites revenir l'oignon jusqu'à ce qu'il soit transparent et faites cuire la bavette

pendant 8 minutes à feu moyen-doux, assaisonnez de sel et de poivre.

5. Préparez vos tacos ! Étalez la sauce sur une tortilla, déposez la bavette en lanières, accompagnez d'oignons marinés, de tranches de serrano et de coriandre.

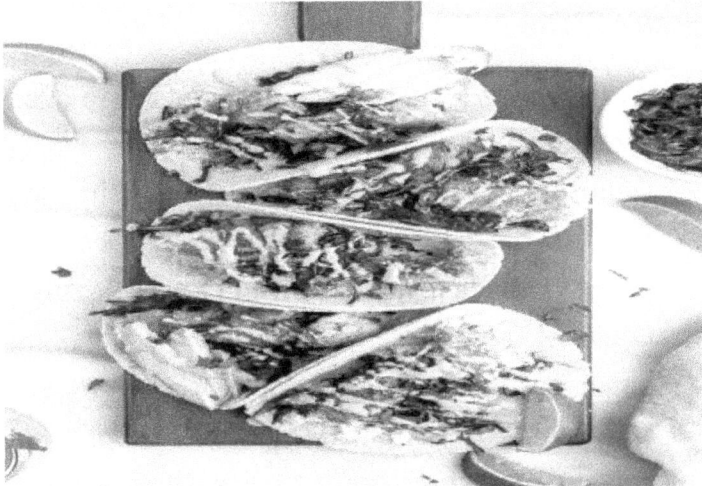

INGRÉDIENTS

- 4 filets de vivaneau rouge de 280 g chacun
- au goût de poudre d'ail
- au goût de sel
- au goût de poivre
- 2 poivrons coupés en lanières
- 2 piments cuaresmeño, finement hachés
- assez d'épazote, dans les feuilles
- assez de feuilles de bananier grillées
- 2 morceaux d'avocat, pour le guacamole
- 3 cuillères à soupe de jus de citron, pour le guacamole
- 1/4 tasse d'oignon, finement haché, pour le guacamole
- 2 cuillères à soupe de coriandre finement hachée pour le guacamole

- 2 cuillères à café d'huile

PRÉPARATION

1. Assaisonnez les filets de vivaneau rouge avec la poudre d'ail, le sel et le poivre.
2. Déposez les filets de vivaneau sur les feuilles de bananier, ajoutez le poivron, le piment cuaresmeño et les feuilles d'épazote.
3. Couvrez le poisson avec les feuilles de bananier et enveloppez-le comme s'il s'agissait d'un tamale, placez-le dans un cuiseur vapeur et faites cuire 15 minutes à feu doux.
4. Dans un bol à l'aide d'une fourchette, écrasez l'avocat au guacamole jusqu'à obtenir une purée, ajoutez le jus de citron, l'oignon, assaisonnez de sel, poivre, ajoutez la coriandre et mélangez.
5. Servir dans une assiette, accompagné de guacamole. Bon appétit.

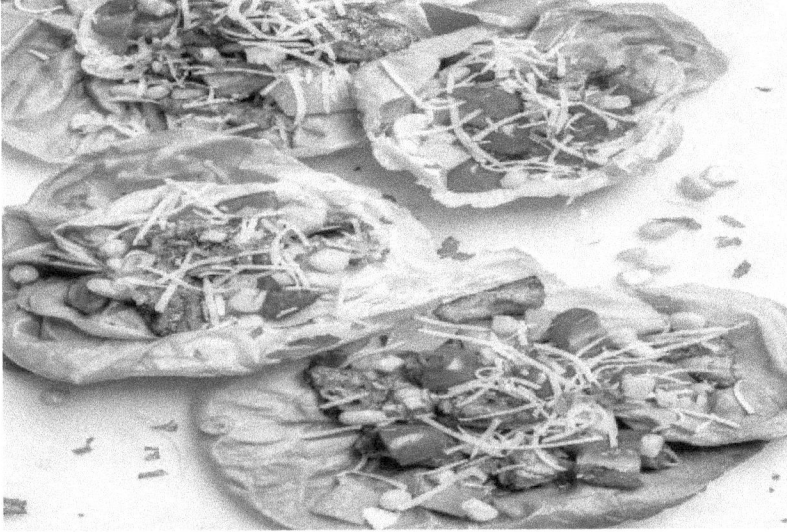

INGRÉDIENTS

- 1/2 tasse de citrouille italienne tranchée
- 1 tasse de farine d'amande
- 2 cuillères à soupe de fécule de maïs
- 4 oeufs
- 1 1/2 tasse de lait
- au goût de sel
- assez d'huile en spray Nutrioli®, pour les tortillas
- assez d'huile en spray Nutrioli® pour faire sauter les fajitas
- 1 tasse d'oignon, coupé en dés
- 2 tasses de poulet, coupé en cubes

- 1/2 tasse de poivron vert, coupé en dés
- 1/2 tasse de poivron rouge, coupé en dés
- 1/2 tasse de poivron jaune, coupé en dés
- 1 tasse de fromage Manchego, râpé
- assez de coriandre, pour décorer
- assez de citron, pour accompagner
- assez de sauce verte, pour accompagner

PRÉPARATION

1. Mélangez la citrouille, la farine d'amande, la fécule de maïs, l'œuf, le lait et le sel.
2. Dans une poêle antiadhésive, ajouter l'huile en spray Nutrioli® et à l'aide d'une cuillère, façonner les tortillas. Cuire 3 minutes de chaque côté. Réserver.
3. Dans une poêle à feu moyen, ajoutez l'huile en spray Nutrioli®, l'oignon, le poulet, le sel et le poivre et faites cuire pendant 10 minutes.
4. Ajoutez les poivrons et laissez cuire 5 minutes ; ajoutez le fromage et laissez cuire jusqu'à ce qu'il soit fondu.
5. Former les tacos, décorer de coriandre et servir avec du citron et de la sauce verte.

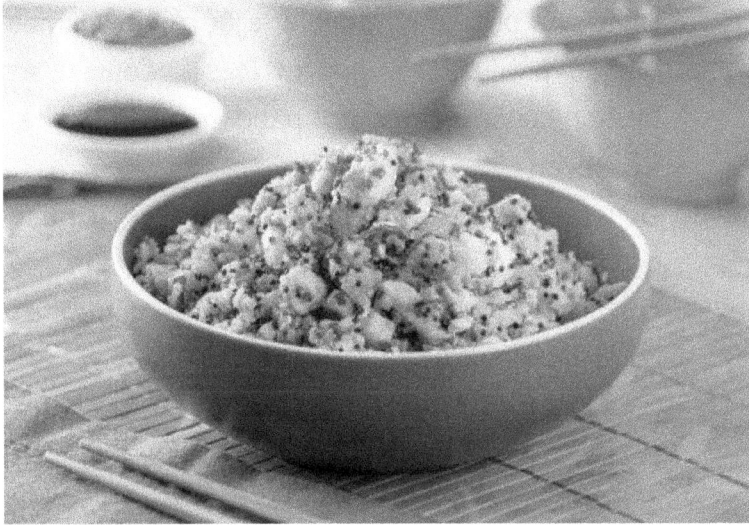

INGRÉDIENTS

- 1 tasse de quinoa tricolore biologique Goya
- 1 1/2 tasse d'eau
- au goût de sel
- 1 cuillère à soupe d'huile d'olive
- 1 cuillère à soupe de ciboulette
- 1 cuillère à soupe d'oignon
- 1/2 tasse de carottes
- 1/2 tasse de citrouille
- 1 1/2 tasse de poulet
- 1 oeuf
- 1/4 tasse de sauce soja
- assez de ciboulette, pour décorer

PRÉPARATION

1. Dans une petite casserole, ajouter le Quinoa bio Goya tricolor, l'eau et le sel. Couvrir et laisser cuire à feu doux pendant 20 minutes. Réserver.
2. Dans une poêle profonde, verser l'huile d'olive, ajouter l'oignon, la ciboulette, la carotte et le potiron. Ajouter le poulet et cuire pendant 10 minutes.
3. Faites un cercle au centre de la poêle et versez l'œuf, mélangez jusqu'à ce qu'il soit cuit et intégré.
4. Ajoutez le Quinoa Bio Goya tricolore, la sauce soja et mélangez.
5. Décorez de ciboulette et servez chaud.

29. Rouleaux de concombre farcis à la salade de

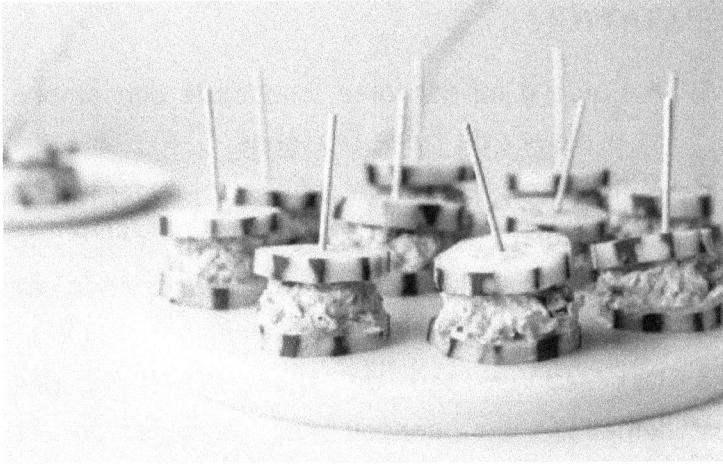

thon

INGRÉDIENTS

- 1 concombre
- 1 tasse de thon en conserve, égoutté
- 1 avocat, coupé en dés
- 1/4 tasse de mayonnaise
- 1 cuillère à soupe de jus de citron
- 1/4 tasse de céleri
- 2 cuillères à soupe de piment chipotle moulu
- 1 piment cuaresmeño, finement haché
- assez de sel
- assez de poivre

PRÉPARATION

1. A l'aide d'un économe, coupez le concombre et prélevez de fines tranches.
2. Mélangez le thon avec l'avocat, la mayonnaise, le jus de citron, le céleri, le chipotle moulu, le piment cuaresmeño et assaisonnez de sel et de poivre.
3. Déposez un peu de thon sur l'une des lamelles de concombre, enroulez-la et répétez l'opération avec toutes les autres. Servez et décorez avec du piment de Cayenne.

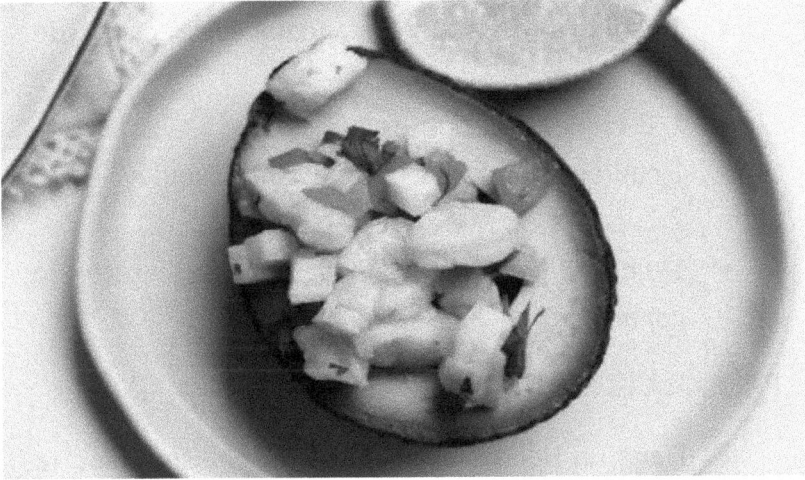

INGRÉDIENTS

- 400 grammes de poisson blanc, coupé en cubes
- 1/2 tasse de jus de citron
- 1/4 tasse de jus d'orange
- 1/2 cuillère à soupe d'huile d'olive
- 1 concombre, avec la peau, coupé en dés
- 2 tomatillos, coupés en dés
- 1 tomate coupée en dés
- 2 piments habanero, finement hachés
- 1/4 d'oignons rouges, finement hachés
- 1/2 tasse d'ananas, coupé en dés

- 1/4 tasse de coriandre fraîche, finement hachée
- 1 cuillère à soupe de vinaigre de cidre de pomme
- 1/2 cuillère à café de sel
- 1 cuillère à café de poivre blanc moulu
- 2 avocats du Mexique
- 1 radis, coupé en fines tranches, pour la garniture

PRÉPARATION

1. Dans un bol, faire mariner le poisson avec le jus de citron, le jus d'orange et l'huile d'olive, réserver au réfrigérateur pendant environ 20 minutes.
2. Retirez le poisson du réfrigérateur et mélangez-le avec le concombre, le tomatillo, la tomate, le piment habanero, l'oignon rouge, l'ananas, la coriandre, le vinaigre de cidre de pomme et assaisonnez avec du sel et du poivre blanc.
3. Coupez les avocats en deux, retirez le noyau et la peau, remplissez chaque moitié avec le ceviche et décorez avec des radis.

31. Gâteau au chocolat cétogène

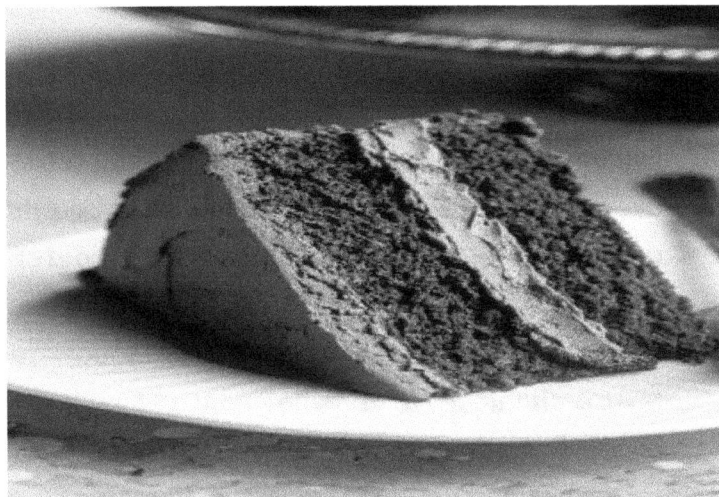

INGRÉDIENTS

- 10 oeufs
- 1 1/4 tasse de fruit du moine
- 1 tasse de farine de noix de coco
- 1 tasse de cacao
- 1/2 tasse de lait de coco
- 1 cuillère à soupe de bicarbonate de soude
- 1 cuillère à soupe de levure chimique
- 1 tasse de chocolat noir, fondu
- 1/2 tasse d'huile de coco, fondue
- assez d'huile de coco, pour graisser
- assez de cacao, pour le moule
- 1/2 tasse de lait de coco
- 1 tasse de chocolat noir
- 1 tasse d'amandes, en filets, pour décorer
- 1 tasse de framboises, pour décorer

- assez de chocolat, en copeaux, pour décorer

PRÉPARATION

1. Préchauffer le four à 170°C.
2. Dans le bol d'un mixeur, battez les œufs avec le fruit du moine jusqu'à ce qu'ils doublent de volume, ajoutez progressivement la farine de coco, le cacao, le lait de coco, le bicarbonate de soude, la levure chimique, le chocolat noir et l'huile de coco. Battez jusqu'à ce que le tout soit incorporé et que le mélange soit homogène.
3. Graisser un moule à gâteau avec l'huile de coco et saupoudrer de cacao.
4. Verser la préparation et cuire au four 35 minutes ou jusqu'à ce qu'un cure-dent inséré en ressorte propre. Laisser refroidir et démouler.
5. Chauffer le lait de coco dans une casserole à feu moyen pour le bitume, ajouter le chocolat noir et remuer jusqu'à ce qu'il soit complètement fondu. Réfrigérer et réserver.
6. Battez le glaçage jusqu'à ce qu'il double de volume.
7. Recouvrir le gâteau avec le bitume, décorer avec des amandes grillées, des framboises et des copeaux de chocolat.
8. Coupez une tranche et savourez.

32. Marielle Henaine

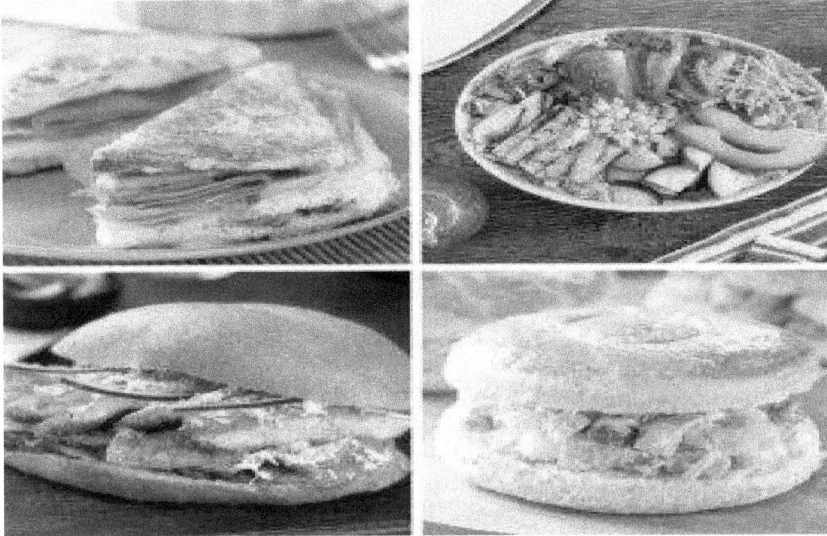

INGRÉDIENTS

- assez d'eau
- assez de sel
- 2 tasses de chou-fleur, coupé en petits morceaux
- 1 tasse de fromage à la crème
- 1/3 tasse de beurre
- 1 cuillère à soupe d'origan
- assez de sel
- assez de poivre blanc
- assez de ciboulette

PRÉPARATION

1. Dans une casserole d'eau bouillante, ajouter le sel et le chou-fleur, cuire jusqu'à obtenir une consistance lisse. Égoutter et réfrigérer.

2. Mettez le chou-fleur, le fromage frais, le beurre, le sel et le poivre dans le robot. Mixez jusqu'à obtenir une purée très lisse.

3. Faites cuire la purée dans une casserole à feu moyen pour l'épaissir, rectifiez l'assaisonnement et servez avec de la ciboulette ciselée.

33. Chayotes Farcies Au Salpicón

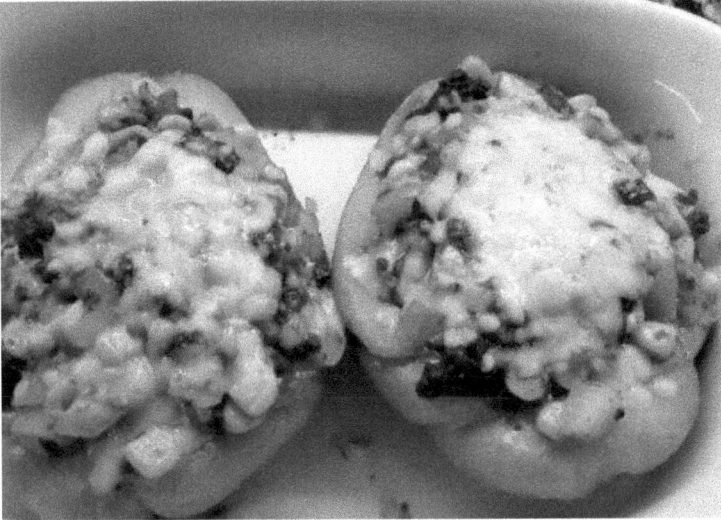

INGRÉDIENTS

- assez d'eau
- 1 pincée de sel
- 2 chayotes, pelées et coupées en deux
- 1 1/2 tasse de poitrine de bœuf, cuite et déchiquetée
- 1/4 tasse d'oignon rouge, finement haché
- 2 tomates vertes, coupées en dés
- 2 piments serrano marinés, tranchés
- 1 tasse de laitue, hachée finement
- 1 cuillère à soupe d'origan séché
- 1/4 tasse de jus de citron
- 2 cuillères à soupe d'huile d'olive

- 1 cuillère à soupe de vinaigre blanc
- pincées de sel
- assez de poivre
- 1/2 avocat, tranché

PRÉPARATION

1. Dans une casserole d'eau bouillante salée, faites cuire les chayotes jusqu'à ce qu'elles soient tendres, environ 15 minutes. Retirez-les, égouttez-les et réservez.
2. Sur une planche et à l'aide d'une cuillère, évider la chayotte et hacher finement la farce.
3. Pour le salpicón, dans un bol, mélangez la viande râpée avec l'oignon violet, la tomate verte, le piment serrano, la laitue, la coriandre, l'origan, le jus de citron, l'huile d'olive, le vinaigre, la farce de chayote, le sel et le poivre.
4. Remplissez les chayotes avec le salpicón et décorez avec de l'avocat.

34. Bouillon de poulet avec riz au chou-fleur

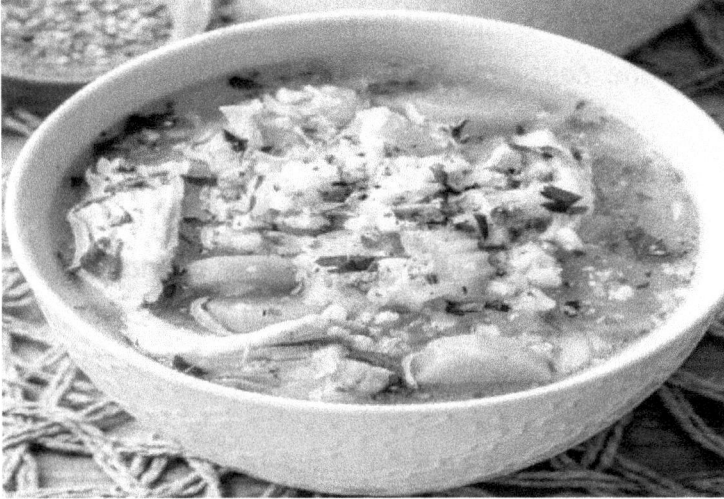

INGRÉDIENTS

- 2 litres d'eau
- 1 poitrine de poulet, avec os et sans peau
- 1 gousse d'ail
- 2 feuilles de laurier
- assez de sel
- 1 chou-fleur coupé en petits morceaux
- 2 chayotes, décortiquées et coupées en dés
- 2 citrouilles coupées en dés
- 2 piments serrano, finement hachés
- assez d'avocat, tranché, pour servir
- assez de coriandre fraîche, finement hachée, pour servir
- assez de citron pour servir

PRÉPARATION

1. Pour le bouillon, faites chauffer l'eau dans une casserole et faites cuire la poitrine de poulet avec l'ail, la feuille de laurier et le sel. Couvrez et laissez bouillir jusqu'à ce que la poitrine soit cuite, environ 40 minutes.

2. Retirer la poitrine de poulet, la laisser refroidir et l'effilocher. Filtrer le bouillon de poulet pour éliminer les impuretés et la graisse.

3. Mixez le chou-fleur dans un robot culinaire jusqu'à ce que de très petits morceaux aient une consistance de « riz ».

4. Remettre le bouillon sur le feu à couvert, une fois qu'il bout, ajouter les chayotes et laisser cuire quelques minutes sans découvrir la marmite. Ajouter les potirons et le piment serrano, laisser cuire jusqu'à ce qu'ils soient tendres. Une fois les légumes cuits, ajouter le chou-fleur et le poulet, laisser cuire 5 minutes supplémentaires et assaisonner.

5. Servir le bouillon de poulet avec de l'avocat, de la coriandre et quelques gouttes de citron.

35. Salade de chou et poulet

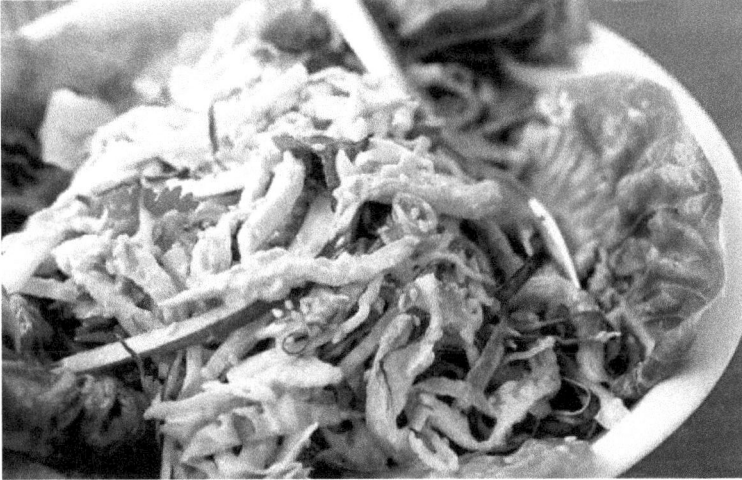

INGRÉDIENTS

- 1 poitrine de poulet, cuite et déchiquetée
- 1 tasse de chou blanc, coupé en lanières
- 1 tasse de mayonnaise
- 2 cuillères à soupe de moutarde
- 1 cuillère à soupe de vinaigre blanc
- assez de sel
- assez de poivre

PRÉPARATION

1. Dans un bol, mélanger le poulet avec le chou, la mayonnaise, la moutarde, le vinaigre, assaisonner de sel et de poivre.
2. Servez et dégustez.

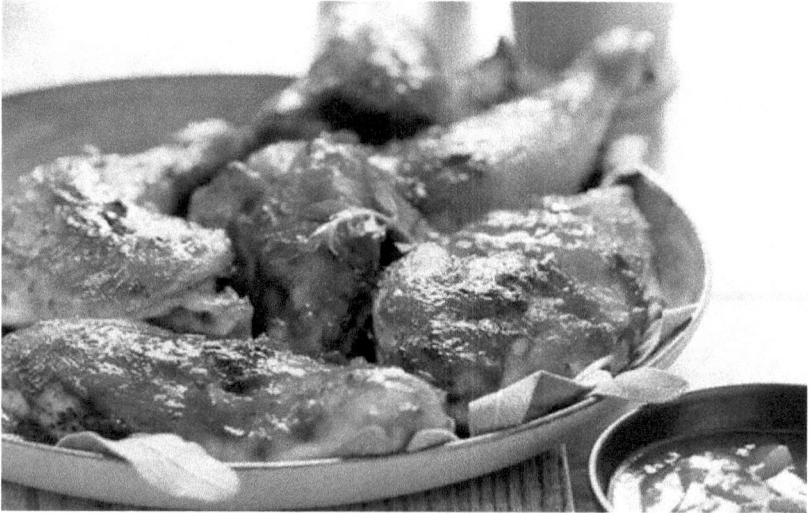

INGRÉDIENTS

- 2 gousses d'ail
- 7 piments guajillo, déveinés et épépinés
- 1 tasse de beurre, à température ambiante
- 1 cuillère à soupe de poudre d'oignon
- 1 cuillère à soupe d'origan séché
- 1 cuillère à soupe de sel
- 1/2 cuillère à soupe de poivre
- 1 poulet avec peau, nettoyé et coupé en papillon (1,5 kg)

PRÉPARATION

1. Préchauffer le four à 220°C.
2. Dans un comal, faites griller l'ail et les piments guajillo. Retirez-les et mixez-les jusqu'à obtenir une poudre fine.
3. Dans un bol, mélanger le beurre avec la poudre de chili guajillo et l'ail, la poudre d'oignon, l'origan, le sel et le poivre.
4. Badigeonnez le poulet du mélange de beurre sur tous les côtés, y compris entre la peau et la viande. Déposez-le sur une plaque de cuisson et faites cuire au four pendant 45 minutes.
5. Retirer le poulet du four, le reglacer avec le beurre et baisser la température du four à 180°C.
6. Laissez cuire encore 15 minutes ou jusqu'à ce que le tout soit bien cuit. Retirez et servez, accompagné d'une salade verte.

37. Riz au brocoli et au piment poblano

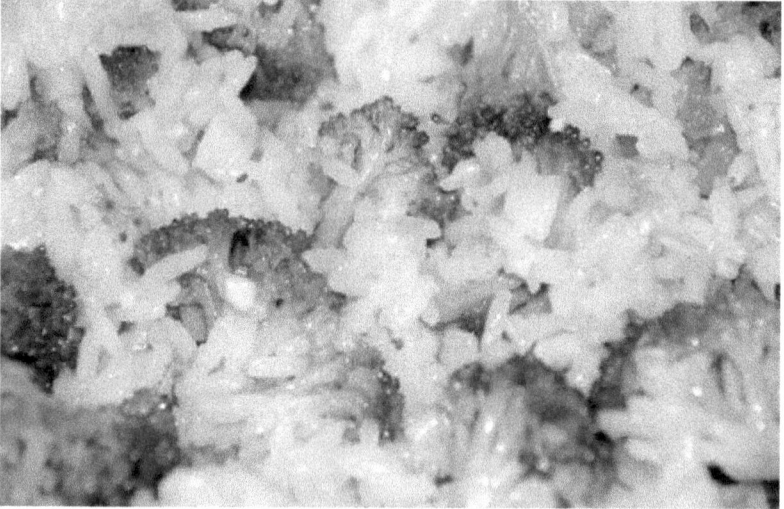

INGRÉDIENTS

- 1 brocoli (1 1/2 tasse) coupé en petits morceaux
- 1 gousse d'ail
- 2 piments poblano, tatemados, suintants, sans peau et épépinés
- 1/2 tasse de bouillon de légumes
- 1 cuillère à soupe de poudre d'oignon
- assez de sel
- 1 cuillère à soupe d'huile
- 1 tasse de piments poblano rajas
- assez de coriandre fraîche, pour décorer

PRÉPARATION

1. Placez le brocoli dans le robot et écrasez-le jusqu'à obtenir une consistance de « riz ».
2. Mixez l'ail avec les piments poblano, le bouillon de légumes, la poudre d'oignon et le sel, jusqu'à obtenir un mélange homogène.
3. Dans une casserole, faites chauffer l'huile à feu moyen et faites cuire le brocoli quelques minutes. Ajoutez le mélange précédent et les rondelles, laissez cuire à feu doux jusqu'à ce que le liquide soit consommé. Rectifiez l'assaisonnement.
4. Servir le riz décoré de coriandre.

38. Citrouilles farcies à la salade de poulet crémeuse

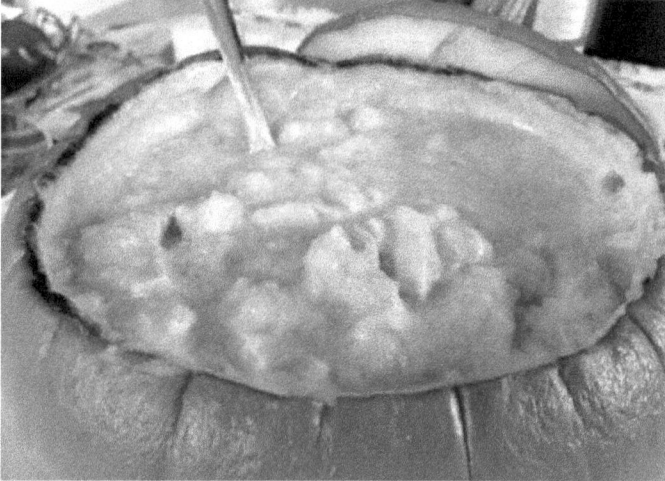

INGRÉDIENTS

- assez d'eau
- assez de sel
- 4 courges vertes, italiennes
- 2 tasses de poulet, cuit et déchiqueté
- 1/3 tasse de mayonnaise, piments
- 1 cuillère à soupe de moutarde jaune
- 1/4 tasse de coriandre fraîche, finement hachée
- 1/2 tasse de céleri, haché finement
- 1/2 tasse de bacon, frit et haché
- 1 cuillère à soupe de poudre d'oignon
- 1/2 cuillère à soupe de poudre d'ail
- assez de sel

- assez de poivre
- assez de coriandre fraîche, feuilles, pour décorer

PRÉPARATION

1. Faites chauffer de l'eau salée dans une casserole, quand elle bout, ajoutez les citrouilles et laissez cuire 5 minutes. Égouttez et réfrigérez.
2. Pour la salade, mélangez le poulet effiloché avec la mayonnaise au piment (mélangez la mayonnaise avec de la poudre de piment séchée et le tour est joué), la moutarde, la coriandre, le céleri, le bacon frit, la poudre d'oignon, la poudre d'ail, le sel et le poivre.
3. A l'aide d'un couteau, coupez les pointes des potirons, coupez-les en deux dans le sens de la longueur et évidez-les à l'aide d'une cuillère.
4. Remplissez la courge avec la salade et décorez avec de la coriandre fraîche. C'est servi.

39. Salade d'Arrachera avec vinaigrette aux fines herbes

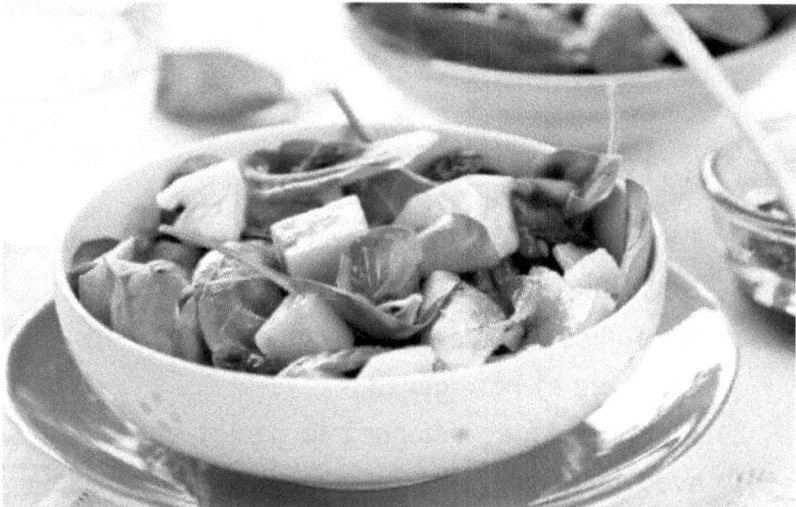

INGRÉDIENTS

- 400 grammes de bavette de bœuf coupée en dés
- assez de sel
- assez de poivre
- 1 cuillère à soupe d'huile d'olive
- 3 cuillères à soupe de vinaigre blanc, pour la vinaigrette
- 1/2 cuillère à soupe de moutarde de Dijon, pour la vinaigrette
- 1/2 cuillère à soupe de romarin frais, pour la vinaigrette

- 1/2 cuillère à soupe de thym séché, pour la vinaigrette
- 1/2 cuillère à soupe d'origan séché, pour la vinaigrette
- 1/2 tasse d'huile d'olive, pour la vinaigrette
- 2 tasses de laitue mélangée, pour la salade
- 1 tasse de jeunes pousses d'épinards
- 1 tasse de cœur d'artichaut, coupé en deux

PRÉPARATION

1. Assaisonnez le steak de flanc avec du sel et du poivre et faites-le cuire dans une poêle à feu moyen avec de l'huile d'olive jusqu'à la cuisson désirée. Retirez-le et réservez.
2. Pour la vinaigrette, mélangez le vinaigre blanc avec la moutarde, le romarin, le thym, l'origan, le sel et le poivre. Sans arrêter de mélanger, ajoutez l'huile d'olive en filet jusqu'à ce qu'elle émulsionne, c'est-à-dire que le mélange soit complètement intégré.
3. Dans un bol, mélanger la laitue avec les épinards, les coeurs d'artichauts, la bavette et la vinaigrette. Servir et déguster.

40. Comment faire des boulettes de poulet à la sauce chili Morita

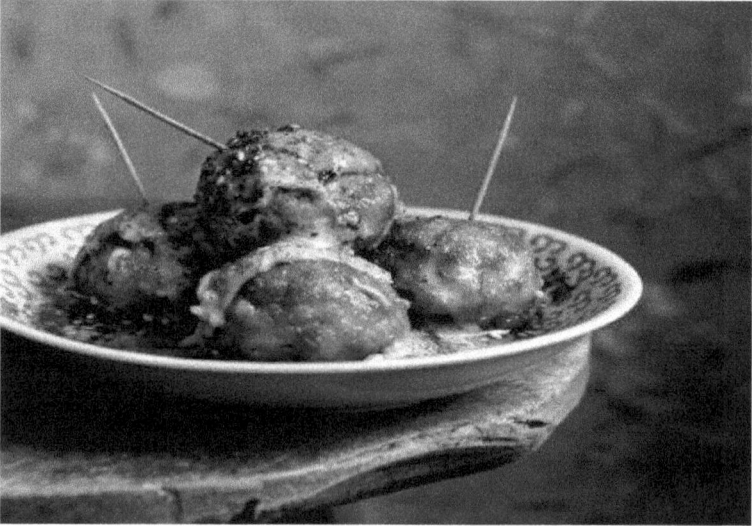

INGRÉDIENTS

- 500 grammes de viande de poulet hachée
- 1 cuillère à soupe de poudre d'ail
- 1 cuillère à soupe de poudre d'oignon
- 1 cuillère à soupe de persil finement haché
- 1 cuillère à soupe de coriandre fraîche, finement hachée
- assez de sel
- assez de poivre
- cuillères à huile d'olive
- 2 tasses de tomates vertes, coupées en quartiers

- 2 gousses d'ail
- 2 piments morita, déveinés et épépinés
- 1 tasse de bouillon de poulet
- 1 branche de coriandre fraîche
- 1/4 cuillère à soupe de cumin moulu, entier
- 1 cuillère à soupe d'huile d'olive
- assez de persil chinois, pour accompagner

PRÉPARATION

1. Mélangez la viande de poulet hachée avec la poudre d'ail, la poudre d'oignon, le persil, la coriandre, assaisonnez de sel et de poivre.
2. A l'aide de vos mains, formez les boulettes et réservez.
3. Chauffer l'huile à feu moyen dans une casserole et faire revenir les tomates, l'ail et les piments pendant 5 minutes. Compléter avec le bouillon de poulet, la coriandre et le cumin, laisser cuire 5 minutes. Refroidir légèrement.
4. Mixez la préparation précédente jusqu'à obtenir une sauce onctueuse.
5. Faites revenir la sauce avec un peu plus d'huile, laissez cuire 10 minutes à feu moyen, ajoutez les boulettes de viande, couvrez et laissez cuire jusqu'à ce que les boulettes soient cuites.
6. Servir les boulettes et garnir de persil.

41. Croûte farcie de viande aux nopales

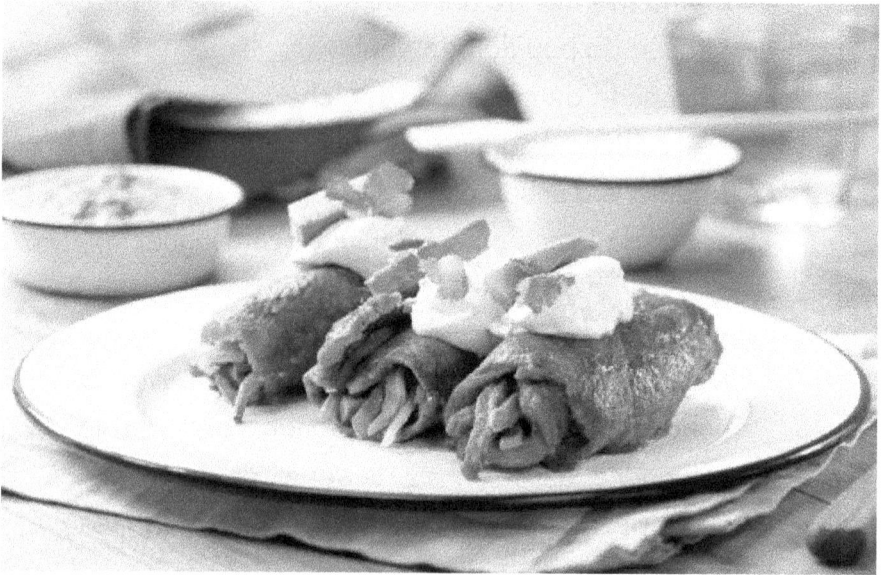

INGRÉDIENTS

- 1 cuillère à soupe d'huile
- 1 tasse de nopal, coupé en dés
- 500 grammes de steak de bœuf haché
- 1 tasse de fromage Manchego, râpé
- 1 tasse de fromage gouda, râpé
- 1/2 tasse de parmesan râpé
- assez de sauce verte pour servir
- 1/2 avocat, pour servir, tranché
- assez de coriandre fraîche, fraîche, pour servir
- assez de citron pour servir

PRÉPARATION

1. Chauffez une poêle à feu moyen avec l'huile, ajoutez les nopales et faites cuire jusqu'à ce qu'ils n'aient plus de babita, puis faites cuire le steak de bœuf avec les nopales et assaisonnez avec du sel et du poivre à votre goût. Retirez du feu.

2. Chauffez une poêle à feu vif et faites cuire les fromages jusqu'à ce qu'une croûte se forme, retirez-les de la poêle et pliez-les en forme de taco, laissez-les refroidir pour qu'ils durcissent. Répétez l'opération jusqu'à ce que vous ayez fini avec les fromages.

3. Remplissez les croûtes de fromage avec la viande et servez avec la sauce verte, l'avocat, la coriandre et le citron.

42. Spaghetti à la citrouille et à la crème

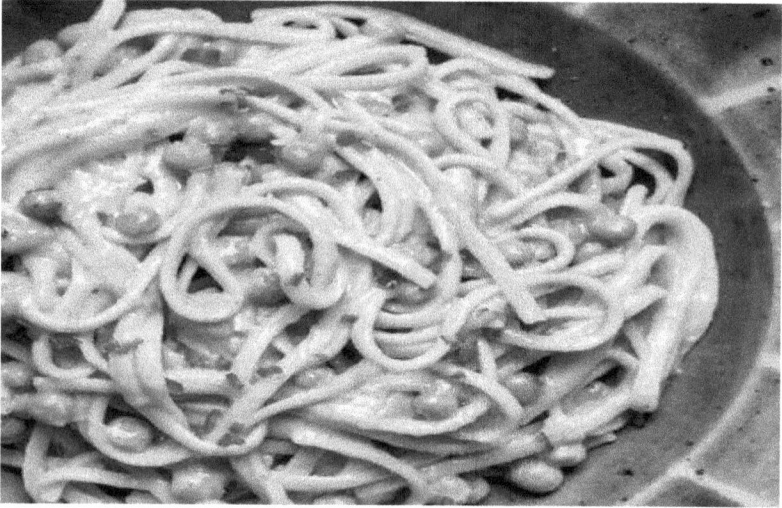

d'avocat

INGRÉDIENTS

- 2 avocats
- 1/4 tasse de coriandre, cuite
- 1 cuillère à soupe de jus de citron
- 1 pincée de sel
- 1 pincée de poivre
- 1/2 cuillère à soupe de poudre d'oignon
- 1 gousse d'ail
- 1 cuillère à soupe d'huile d'olive
- 4 tasses de citrouille, en nouilles
- 1 cuillère à soupe de sel
- 1 cuillère à soupe de poivre
- 1/4 tasse de parmesan

PRÉPARATION

1. Pour la sauce, mixez l'avocat avec la coriandre, le jus de citron, le sel, le poivre, la poudre d'oignon et l'ail jusqu'à obtenir une purée lisse.

2. Faites chauffer une poêle à feu moyen avec l'huile, faites cuire les nouilles à la citrouille, assaisonnez de sel et de poivre, ajoutez la sauce à l'avocat, mélangez et laissez cuire 3 minutes, servez avec un peu de parmesan et dégustez.

43. Omelette au chou-fleur, aux épinards et au piment Serrano

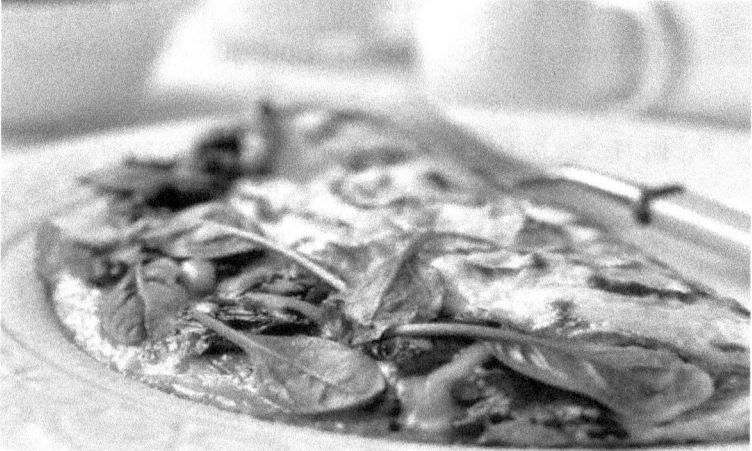

INGRÉDIENTS

- 1/2 tasse d'eau
- 2 tasses de feuilles d'épinards
- 3 piments serrano
- 1 tasse de semoule de maïs
- 4 tasses de morceaux de chou-fleur Eva®, 454 g
- 1 cuillère à soupe de poudre d'ail
- au goût de sel
- au goût de poivre
- assez de poulet tinga, pour accompagner

PRÉPARATION

1. Versez les Eva Bits de Chou-Fleur dans une casserole d'eau chaude. Faites cuire 4 minutes, égouttez et refroidissez sous le jet d'eau froide. Retirez l'excédent d'eau à l'aide d'un linge en coton. Réservez jusqu'à utilisation.
2. Mixez les épinards, le piment serrano avec un peu d'eau froide jusqu'à obtenir une préparation pâteuse. Réservez jusqu'à utilisation. Filtrez et réservez la pulpe.
3. Dans un bol, mettre les Eva Bits de chou-fleur, la poudre d'ail, la semoule de maïs, la pulpe d'épinards, le sel et le poivre, et mélanger jusqu'à ce que le tout soit bien incorporé. À l'aide de vos mains, formez des boules et réservez.
4. Dans une presse à tortilla, placez un plastique et pressez la boule pour former la tortilla.
5. Dans une cocotte à feu moyen, faites cuire la tortilla des deux côtés jusqu'à ce qu'elle soit légèrement dorée.
6. Accompagnez votre tortilla de poulet tinga.

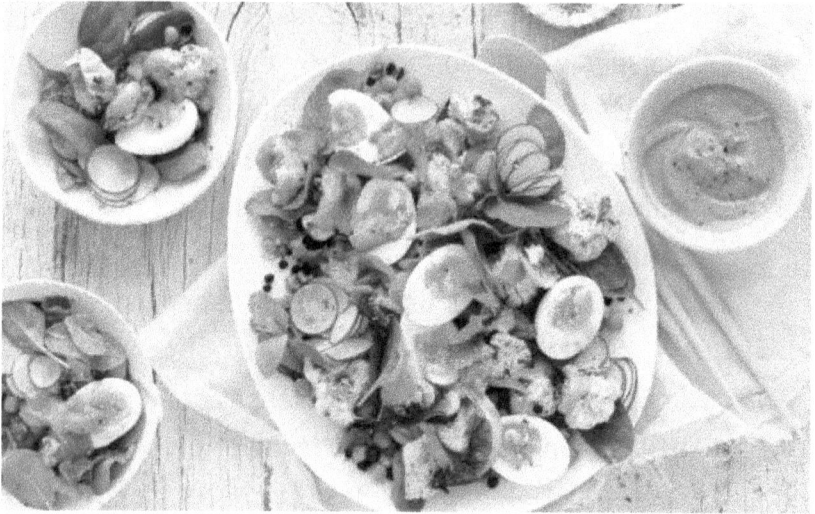

INGRÉDIENTS

- 1 chou-fleur
- 1 cuillère à soupe d'huile d'olive
- 1/4 tasse de parmesan
- 2 cuillères à soupe de poudre d'ail
- 1 cuillère à soupe de sel
- 1 cuillère à soupe de poivre
- 4 oeufs
- 1 avocat coupé en quartiers
- assez d'origan frais

PRÉPARATION

1. Préchauffer le four à 200°C.
2. Couper le chou-fleur en rondelles de 1 à 2 doigts d'épaisseur, les disposer sur une plaque de cuisson. Badigeonner d'huile d'olive, de parmesan, d'ail en poudre, d'un peu de sel et de poivre.
3. Cuire au four pendant 15 minutes ou jusqu'à ce que le chou-fleur soit bien cuit et doré. Retirer du four et réserver.
4. Chauffer une poêle à feu moyen et la graisser avec un peu de spray de cuisson. Casser un œuf et le faire cuire jusqu'à la cuisson désirée. Assaisonner à votre goût.
5. Déposez sur chaque tranche de chou-fleur un peu d'avocat, un œuf étoilé, décorez avec l'origan, servez et dégustez.

45. Carpaccio de chayotte

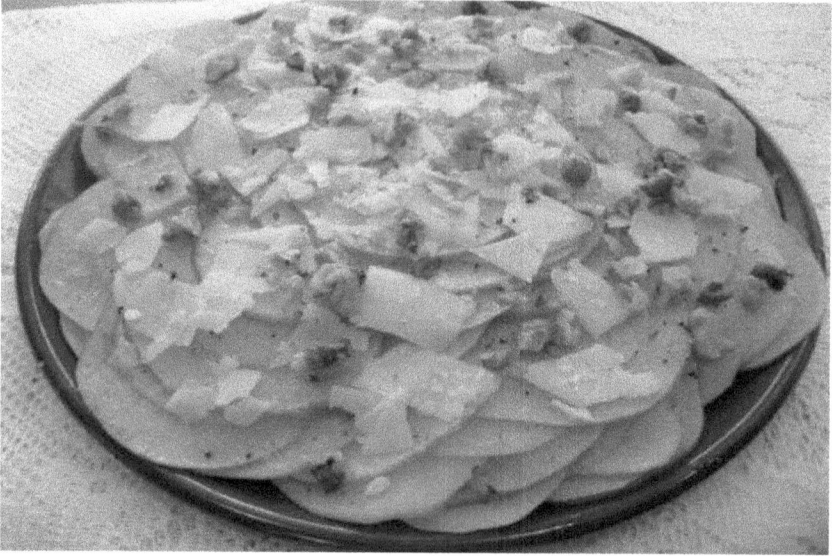

INGRÉDIENTS

- 4 chayottes
- au goût de sel
- 1/2 tasse de basilic, pour la vinaigrette
- 1/2 tasse de menthe, pour la vinaigrette
- 1/4 tasse de jus de citron jaune, pour la vinaigrette
- 1/4 tasse d'huile d'olive, pour la vinaigrette
- 1/2 tasse de citrouille, tranchée
- 1 cuillère à café de poudre de chili, pour décorer
- assez de germe de luzerne, pour décorer

- assez de fleurs comestibles, pour décorer

PRÉPARATION

1. Sur une planche, épluchez les chayotes, coupez-les en rondelles de $\frac{1}{2}$ cm d'épaisseur.
2. Dans une casserole d'eau, faire cuire les chayotes 5 minutes, retirer du feu et égoutter. Réserver.
3. Dans un robot, ajouter le basilic, la menthe, le jus de citron et l'huile d'olive, mixer pendant 3 minutes.
4. Dans une assiette, disposez les tranches de chayote, salez, ajoutez les tranches de potiron, la vinaigrette au basilic et à la menthe, assaisonnez avec la poudre de chili, décorez avec des germes de luzerne et des fleurs comestibles. Bon appétit !

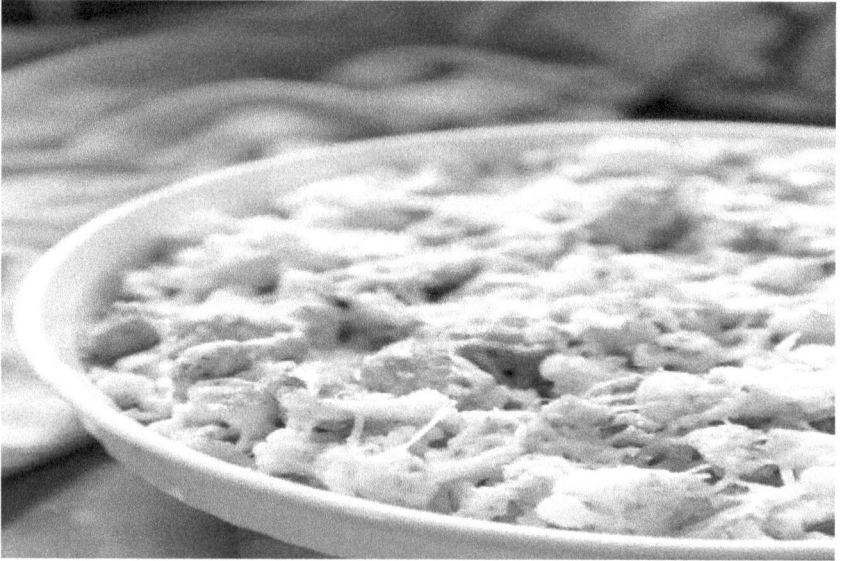

INGRÉDIENTS

- 4 tasses de chou-fleur râpé pour les tortillas de chou-fleur
- 1/2 tasse de fromage Chihuahua, faible en gras, râpé, pour les tortillas de chou-fleur
- 2 œufs, pour les omelettes au chou-fleur
- 5 tasses d'eau, pour la sauce verte
- 10 tomates vertes, pour la sauce verte
- 4 piments serrano, pour la sauce verte
- 1/4 d'oignons, pour la sauce verte
- 1 gousse d'ail, pour la sauce verte
- au goût de sel, pour la sauce verte

- au goût de poivre, pour la sauce verte
- 1 cuillère à soupe d'huile d'olive, pour la sauce verte
- 2 tasses de poitrine de poulet, cuite et déchiquetée
- assez de fromage Manchego, faible en gras, à gratin
- assez de crème sure faible en gras, pour accompagner
- au goût d'avocat, pour accompagner
- au goût d'oignon, pour accompagner

PRÉPARATION

1. Dans un bol, déposer le chou-fleur, couvrir d'un film plastique antiadhésif, cuire 4 minutes au four à micro-ondes. Filtrer pour retirer l'eau et réserver.
2. Mélangez le chou-fleur avec le fromage, les œufs, assaisonnez de sel et de poivre et mélangez jusqu'à ce que le tout soit incorporé.
3. Déposez le mélange de chou-fleur sur une plaque recouverte de papier sulfurisé et étalez-le selon la taille et la forme. Faites cuire au four pendant 15 minutes à 180 ° C.
4. Remplissez les tortillas avec le poulet râpé et réservez.

5. Dans une casserole d'eau, faites cuire les tomates, les piments Serrano, l'oignon et l'ail à feu moyen. Laissez refroidir, mixez et réservez.

6. Dans une casserole à feu doux, faites chauffer l'huile d'olive, versez la sauce, assaisonnez de sel et de poivre et laissez cuire 10 minutes ou jusqu'à ce qu'elle épaississe.

7. Servir les enchiladas sur une assiette allongée, napper de sauce piquante, ajouter le fromage Manchego, passer au micro-ondes pendant 30 minutes pour gratiner, décorer de crème, d'avocat et d'oignon.

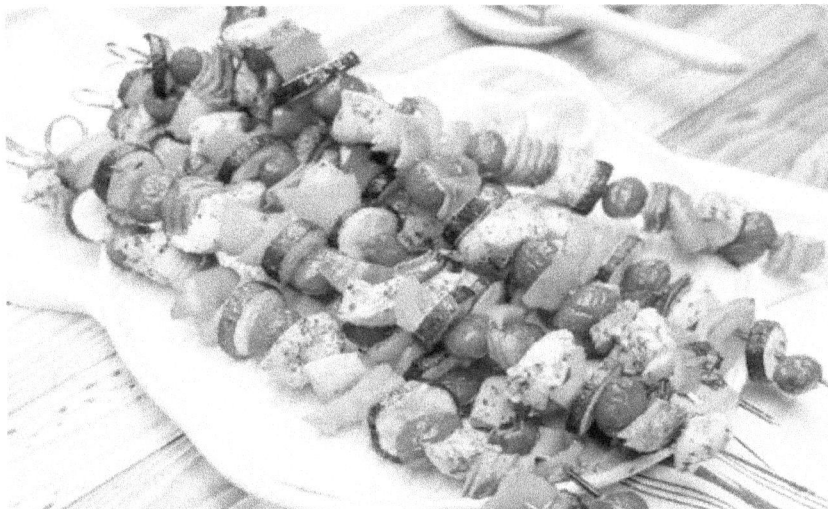

INGRÉDIENTS

- 1 tasse de citrouille
- 1 tasse de poivron rouge
- 1 tasse de crevettes fraîches, moyennes
- 1 tasse de poivron jaune
- 1 tasse de filet de bœuf, en cubes moyens, pour brochette
- 1 tasse de poivron vert
- assez de spray de cuisson
- 1 tasse de mayonnaise légère
- 1/4 tasse de coriandre
- 1/4 tasse de persil
- 1 cuillère à soupe de jus de citron

- 1 cuillère à soupe de poudre d'ail
- au goût de sel

PRÉPARATION

1. Sur une planche, coupez le potiron en rondelles. De même, coupez les poivrons en carrés moyens et réservez.
2. Insérez la courge, le poivron rouge, les crevettes, le poivron jaune, le steak de bœuf, le poivron vert sur des brochettes et répétez jusqu'à ce que le tout soit rempli.
3. Cuire sur un gril avec un peu d'enduit à cuisson à feu moyen-élevé pendant 15 minutes.
4. Pour la vinaigrette à la coriandre : Mélangez la mayonnaise, la coriandre, le persil, le jus de citron, la poudre d'ail et le sel jusqu'à obtenir une consistance lisse.
5. Servez les brochettes avec la vinaigrette à la coriandre et dégustez.

Courgettes rôties au fromage blanc

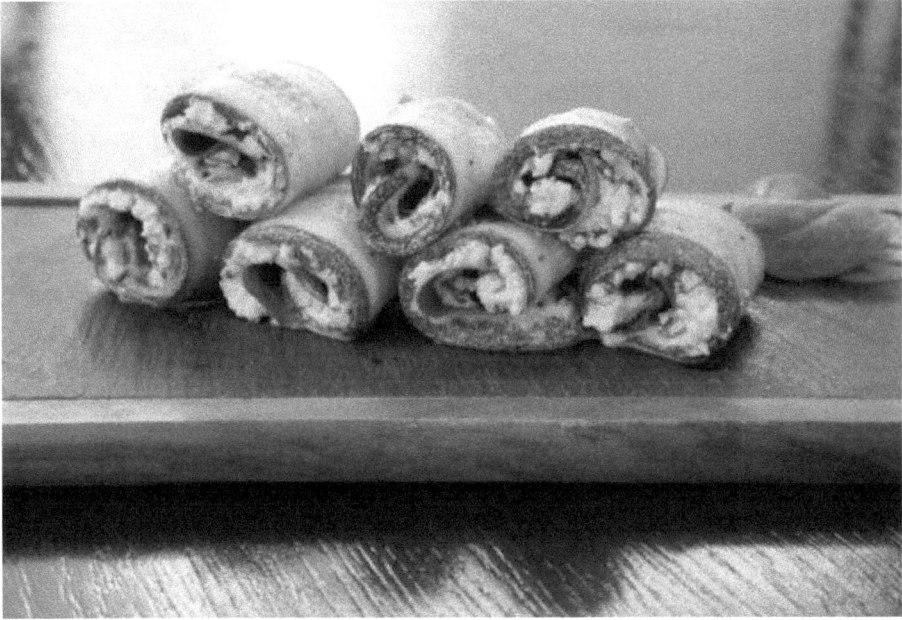

INGRÉDIENTS

- 3 courgettes, allongées
- 2 cuillères à soupe d'huile d'olive
- au goût de sel
- au goût de poivre
- 50 grammes de fromage cottage
- 1 cuillère à soupe de persil haché
- 1/2 cuillère à café de jus de citron épépiné
- 2 tasses de jeunes pousses d'épinards, feuilles
- 1/2 tasse de feuilles de basilic

PRÉPARATION

1. Sur une planche, coupez les extrémités des courgettes, coupez-les en rondelles dans le sens de la longueur et badigeonnez-les d'huile d'olive. Salez et poivrez.
2. Sur un gril chaud à feu moyen, déposer les tranches de courgettes, griller des deux côtés pendant environ 5 minutes. Retirer du feu et réserver.
3. Dans un bol, mélanger le fromage cottage, le persil et le jus de citron jusqu'à ce que le tout soit bien intégré.
4. Étalez les tranches de potiron sur une planche, déposez une demi-cuillère du mélange précédent à 2 centimètres du bord du potiron. Garnissez de jeunes pousses d'épinards selon votre goût et ajoutez une feuille de basilic. Roulez.
5. Servez immédiatement et dégustez.

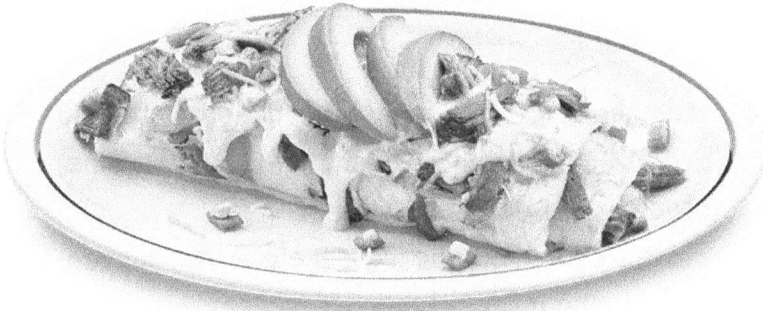

INGRÉDIENTS

- 1 tasse de piment poblano, rôti et coupé en tranches, pour la sauce
- 1/4 d'oignons, pour la sauce
- 1 gousse d'ail, pour la sauce
- 1/2 tasse de jocoque, pour la sauce
- 1 tasse de lait écrémé, léger, pour la sauce
- au goût de sel, pour la sauce
- au goût de poivre, pour la sauce
- 1 cuillère à soupe d'huile d'olive, pour la sauce
- 4 oeufs
- 2 cuillères à soupe de lait écrémé, léger

- 1 cuillère à café de poudre d'oignon
- assez de spray de cuisson
- assez de fromage panela, en cubes, pour remplir
- assez d'oignon rouge, tranché, pour accompagner

PRÉPARATION

1. Mélangez les tranches de piment poblano avec l'oignon, l'ail, le jocoque, le lait écrémé, assaisonnez de sel et de poivre.
2. Faites chauffer une casserole à feu moyen, faites chauffer l'huile et versez la sauce, laissez cuire 10 minutes, ou jusqu'à ce qu'elle ait une consistance épaisse.
3. Pour l'omelette, dans un bol battre les oeufs avec le lait, la poudre d'oignon, assaisonner de sel et de poivre. Réservation.
4. Dans une poêle en téflon, ajouter un peu d'huile d'olive en spray et verser la préparation précédente, cuire 5 minutes à feu doux de chaque côté. Retirer du feu et réserver.
5. Remplissez l'omelette de fromage panela, servez sur une assiette allongée, arrosez de sauce poblano, décorez d'oignon rouge et dégustez.

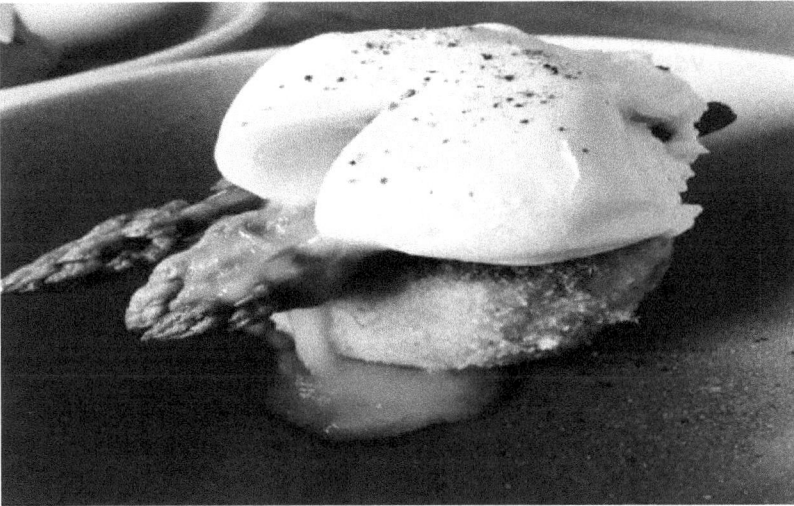

INGRÉDIENTS

- assez de spray de cuisson
- 12 blancs d'oeufs
- 1/2 tasse d'oignon
- 1/2 tasse de poivron
- 1/2 tasse d'asperges
- au goût de sel
- au goût de poivre
- 1/4 cuillère à café de poudre d'ail

PRÉPARATION

1. Préchauffer le four à 175°C.
2. Vaporisez un peu de spray de cuisson sur le moule à cupcakes.
3. Ajoutez les blancs d'œufs, l'oignon, les poivrons, les asperges, le sel, le poivre et la poudre d'ail dans un mixeur et battez pendant 5 minutes.
4. Versez la préparation dans les moules à cupcakes, jusqu'à $\frac{3}{4}$ pour cent de leur remplissage, et faites cuire pendant 20 minutes ou jusqu'à ce que les cupcakes soient cuits. Démoulez.
5. Servez et dégustez.

51. TORTILLA PRIMITIVE

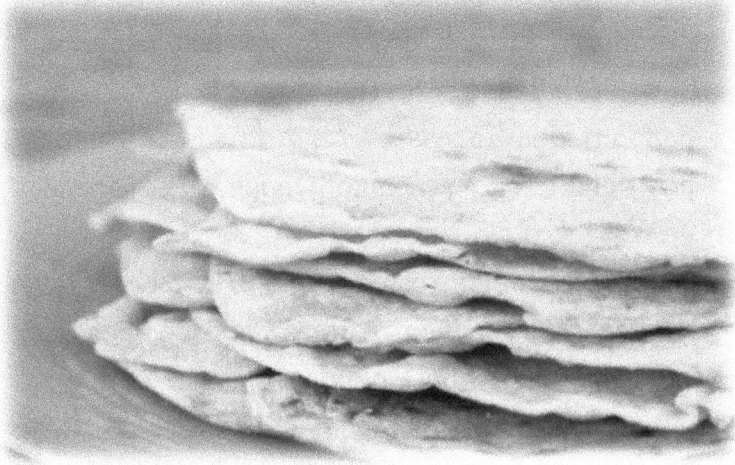

INGRÉDIENTS

- 1 cuillère à soupe (15 ml) de beurre avec du sel
- 30 g de champignons hachés
- 30 g d'oignon haché
- 30 g de poivron rouge haché
- 4 œufs moyens
- 30 ml de crème de lait
- 1/4 c. à thé (1 ml) de sel
- 1/8 cuillère à café (0,5 ml) de poivre fraîchement moulu 14 g de cheddar râpé (facultatif)

117

PRÉPARATION

1. C'est le petit-déjeuner primitif par excellence et une façon fantastique d'abandonner progressivement le petit-déjeuner glucidique typique. Si vous avez l'habitude de commencer la journée avec des céréales, du pain grillé et du jus, prendre une délicieuse tortilla vous rassasiera pendant des heures et fera de vos premiers pas dans le régime paléolithique et cétogène un véritable plaisir.

2. Dans une poêle, faites fondre la moitié du beurre à feu moyen. Ajoutez les légumes et faites-les revenir pendant cinq à sept minutes. Retirez les légumes de la poêle.

3. Dans la même poêle, faites fondre le reste du beurre. Dans un petit bol, battez les œufs avec la crème, le sel et le poivre. Inclinez la poêle de façon à ce que le beurre recouvre tout le fond. Versez le mélange d'œufs et répétez le mouvement.

4. Cuire sans remuer. Lorsque l'œuf se solidifie sur les bords, utiliser une spatule en silicone pour le décoller des parois de la poêle. Inclinez la poêle pour que le mélange d'œufs qui occupe le centre puisse atteindre les bords.

5. Lorsque le mélange d'œufs est caillé, déposez les légumes sur l'une des moitiés de la tortilla. Saupoudrez de la moitié du fromage (si utilisé) et repliez soigneusement la tortilla pour les recouvrir. Posez la tortilla sur une assiette et saupoudrez du reste du fromage. Servez immédiatement.

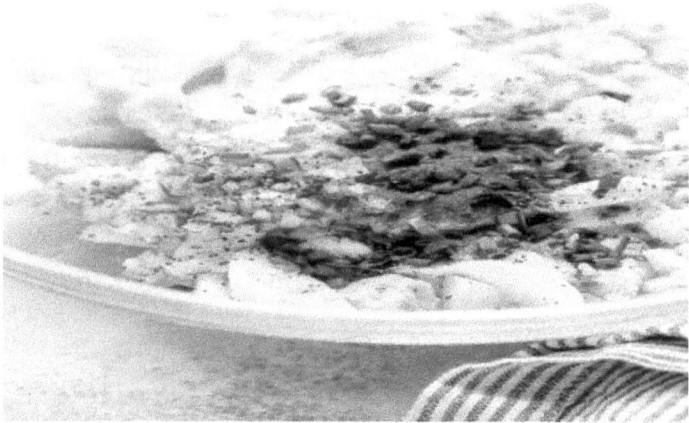

PETIT-DÉJEUNER

INGRÉDIENTS

- $\frac{1}{2}$ avocat moyen
- 1/3 tasse (75 ml) de mayonnaise Primal Kitchen ou autre mayonnaise adaptée au régime paléolithique (voir Remarque)
- 6 gros œufs durs
- 4 tranches de bacon (sans sucre ajouté), cuites jusqu'à ce qu'elles soient croustillantes
- 2 cuillères à soupe (30 ml) d'oignons verts très hachés
- cuillère à café (2 ml) de tahini (voir note) Poivre fraîchement moulu

PRÉPARATION

1. Cette savoureuse salade aux œufs est fantastique servie seule ou sur un lit d'épinards. Vous pouvez également griller légèrement une tranche de pain céto et préparer un sandwich avec la salade.

2. Dans un bol moyen, écrasez l'avocat à l'aide d'une fourchette. Ajoutez la mayonnaise et remuez jusqu'à obtenir une masse homogène.

3. Hachez les œufs durs. Ajoutez-les au mélange de mayonnaise et remuez le tout avec une fourchette, en écrasant l'œuf (il doit être un peu épais).

4. Hachez le bacon. Ajoutez les morceaux, la ciboulette et le tahini au mélange d'œufs. Mélangez. Essayez d'ajouter du poivre.

53. CRÊPES À LA FARINE DE COCO ET NOIX DE MACADAMIA

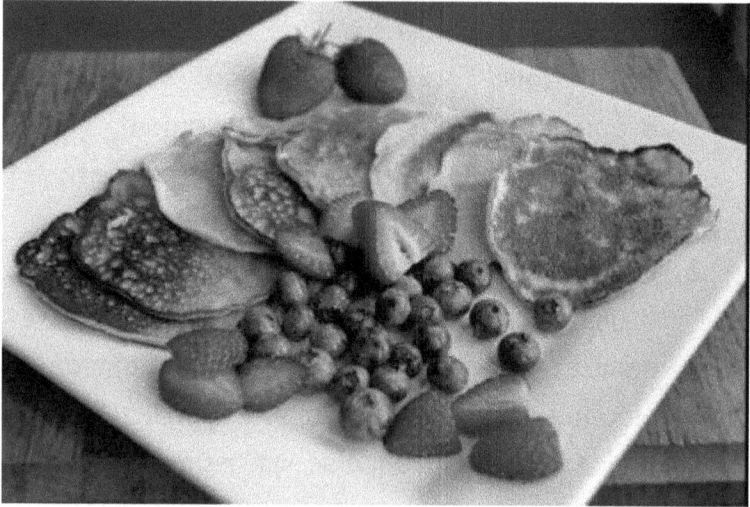

INGRÉDIENTS

- 3 gros œufs
- tasse (60 g) de beurre sans sucre fondu
- tasse (60 g) de crème épaisse
- tasse (60 g) de lait de coco entier
- cuillère à café (2 ml) d'extrait de vanille $\frac{1}{4}$ tasse (30 g) de farine de noix de coco </
- $\frac{1}{4}$ cuillère à café (1 ml) de sel casher
- cuillère à café (2 ml) de cannelle moulue
- Édulcorant adapté au régime cétogène, au goût (facultatif ; voir Remarque)
- tasse (30 g) de noix de macadamia hachées ou moulues Huile de coco pour graisser le gril

PRÉPARATION

1. Les crêpes à la farine de coco sont un excellent substitut à celles faites avec de la farine blanche ou de blé entier. Les noix de macadamia apportent des graisses saines et une texture intéressante ; si vous les laissez en morceaux plus gros, vous obtiendrez des crêpes croustillantes. Vous pouvez remplacer la crème épaisse par plus de lait de coco si vous ne souhaitez pas utiliser de produits laitiers. Servez chaud avec du beurre, du beurre d'amande, du beurre de coco ou de la crème de lait de coco.

2. Dans un bol moyen, battez les œufs avec le beurre, la crème, le lait de coco et la vanille.

3. Dans un petit bol, mélanger la farine, le sel, la levure, la cannelle et l'édulcorant à l'aide d'une fourchette. Défaire les grumeaux et incorporer les ingrédients secs.

4. Versez les noix de macadamia et remuez. La pâte sera épaisse. Ajoutez de l'eau très petit à petit jusqu'à obtenir la consistance souhaitée.

5. Chauffer un gril à fond plat ou une poêle à feu moyen. Lorsqu'elle est prête, graisser légèrement avec de l'huile de coco. Déposer la pâte sur le gril à grandes cuillères à soupe.

Il faudra utiliser une cuillère ou une spatule pour étaler délicatement la pâte afin de former une crêpe plus fine, car sa texture ne sera pas celle de la pâte traditionnelle.

6. Laissez cuire lentement, quelques minutes de chaque côté, jusqu'à ce que des bulles se forment. Retournez. Servez chaud.

54. POÊLE À HAMBURGER

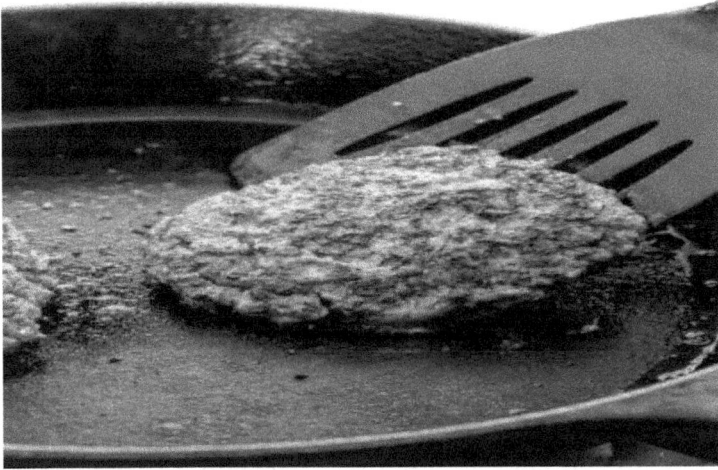

INGRÉDIENTS

- 900 g de boeuf haché
- 2 gousses d'ail tranchées
- 1 cuillère à café (5 ml) d'origan séché
- 1 cuillère à café (5 ml) de sel casher
- cuillère à café (2 ml) de poivre noir 3 tasses (85 g) de jeunes pousses d'épinards frais
- 1 ½ tasse (170 g) de fromage râpé (cheddar ou similaire) 4 gros œufs

PRÉPARATION

1. Je me tourne vers ce plat à tout moment de la journée, mais surtout au petit-déjeuner. N'hésitez pas à y ajouter quelques morceaux de bacon frit pour déguster un cheeseburger au bacon.
2. Préchauffer le four à 200°C.
3. Dans une poêle allant au four (par exemple en fonte), faites revenir la viande hachée. Au bout de cinq minutes environ, lorsqu'elle est un peu cuite, réservez-la et ajoutez l'ail. Faites-le revenir pendant une minute environ et mélangez-le à la viande. Ajoutez l'origan, le sel et le poivre et remuez bien.
4. Ajoutez les poignées d'épinards au fur et à mesure qu'ils ramollissent. Dès que tous les épinards sont incorporés, retirez la poêle du four. Ajoutez
5. tasse (120 g) de fromage et remuer.
6. Répartissez la viande uniformément dans la poêle. Ensuite, faites quatre trous sur le dessus de la viande et écalez soigneusement un œuf dans chacun. Saupoudrez avec le reste du fromage.
7. Enfournez une dizaine de minutes. Les blancs doivent être caillés et les jaunes encore liquides. Laissez encore quelques minutes au

four pour obtenir des jaunes plus fermes.
Servez chaque portion sur une assiette.

55. POMMES DE TERRE RISSOLÉES AUX NAVETS

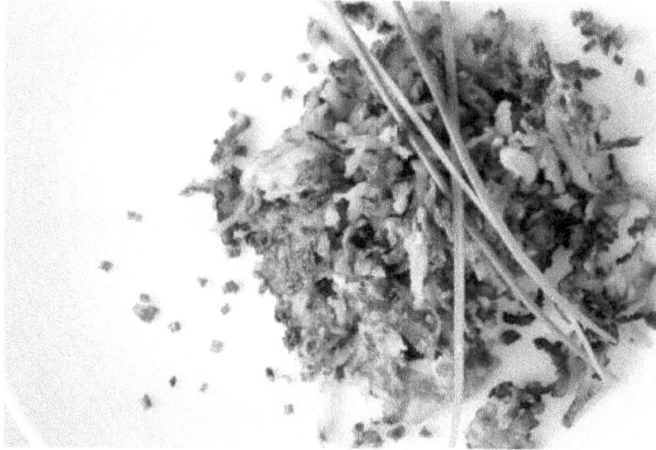

INGRÉDIENTS

- 2 navets moyens (230 g) lavés et épluchés
- 1 gros œuf
- 1 cuillère à soupe (15 ml) de farine de noix de coco (facultatif)
- 1 cuillère à café (5 ml) de sel casher et un peu plus, au goût ½ cuillère à café (2 ml) de poivre noir
- 2 cuillères à soupe (30 ml) de matière grasse de bacon ou de beurre, ou plus si nécessaire
- Crème fraîche (facultatif)
- Ciboulette hachée (facultatif)

PRÉPARATION

1. Lorsque vous aurez goûté à ces galettes de pommes de terre, la version avec des pommes de terre vous paraîtra fade en comparaison. Servez-les avec une frittata pour profiter d'un brunch cétogène complet.

2. Coupez les navets en julienne à l'aide d'une râpe à boîte ou d'un robot de cuisine.

3. Battez l'œuf dans un grand bol et ajoutez les navets. Incorporez en remuant la farine, le sel et le poivre.

4. Chauffer une grande poêle à fond plat à feu moyen-vif. Une fois chaude, ajouter le gras de bacon; Lorsqu'il est fondu, baisser un peu le feu.

5. Remuez encore un peu les navets et ajoutez-les par portions de 120 ml environ dans la matière grasse chaude. Pressez-les un peu avec une spatule pour les aplatir. Faites cuire de trois à cinq minutes, jusqu'à ce que les bords soient dorés. Ensuite, retournez-les et faites cuire de l'autre côté.

6. Servir dans une assiette et ajouter un peu de sel. Si désiré, recouvrir d'une portion de crème aigre et décorer de ciboulette.

56. BOL DE YAOURT GREC AVEC CROUSTILLANT AUX AMANDES

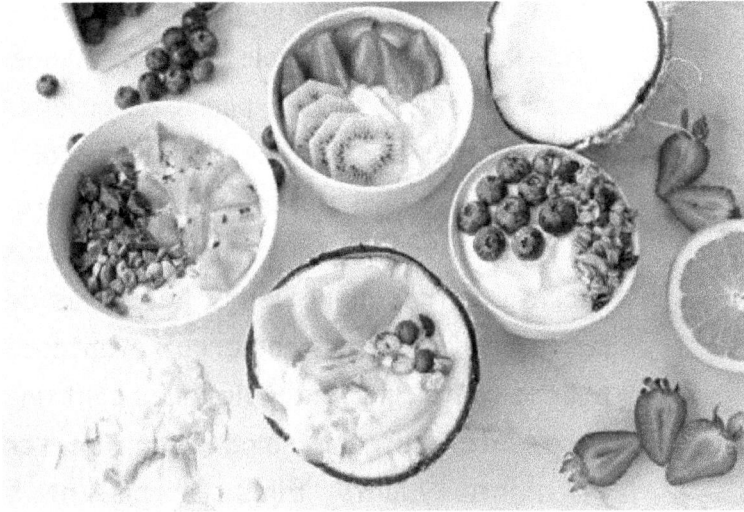

INGRÉDIENTS

- tasse (15 g) de flocons de noix de coco non sucrés 2 cuillères à soupe (15 g) d'amandes effilées
- 1 tasse (250 ml) de yogourt grec entier
- 1/3 tasse (80 ml) de lait de coco entier
- Édulcorant pour régime cétogène, au goût (facultatif)
- 2 cuillères à soupe (30 ml) de beurre d'amande cru (sans sucre ajouté)
- 2 cuillères à soupe (15 g) de fèves de cacao
- Un peu de cannelle moulue

PRÉPARATION

1. Les fèves de cacao sont simplement les fèves torréfiées de la plante de cacao avec laquelle le chocolat est fabriqué. Mais ne vous attendez pas à ce qu'elles aient le même goût que votre chocolat préféré. Il s'agit de cacao pur, c'est-à-dire de chocolat non transformé, sans sucre ni autres ingrédients. Les fèves de cacao présentent de nombreux avantages pour la santé ; par exemple, elles sont une excellente source de magnésium, de fer et d'antioxydants. Elles fournissent 5 grammes de glucides par portion, mais 0 de sucre, c'est donc à vous de décider si vous les incluez dans cette recette et, dans ce cas, dans quelle mesure vous le faites.

2. Dans une petite poêle, faites griller les flocons de noix de coco à feu moyen-doux et sans matière grasse, jusqu'à ce qu'ils soient légèrement dorés. Répétez l'opération avec les amandes effilées.

3. Mélanger en remuant le yaourt, le lait de coco et l'édulcorant, si utilisé. Diviser le mélange dans deux bols. Ajouter une cuillère à soupe (15 ml) de beurre

d'amande dans chacun et remuer pour amalgamer (rien ne se passe si tout est mélangé). Saupoudrer de noix de coco grillée, d'amandes moulues, de fèves de cacao et de cannelle sur le dessus.

57. FRITTATA À LA VIANDE HACHÉE, AU CHOU FRISÉ ET AU FROMAGE DE CHÈVRE

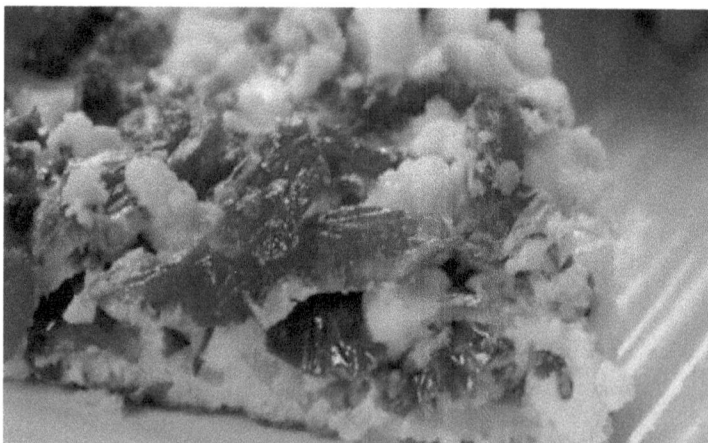

INGRÉDIENTS

- bouquet de chou frisé (4 ou 5 feuilles), de n'importe quelle variété 1 cuillère à soupe (15 ml) d'huile d'avocat
- 450 g de porc haché
- 1 cuillère à café (5 ml) de sauge séchée
- 1 cuillère à café (5 ml) de thym séché

- $\frac{1}{4}$ cuillère à café (1 ml) de muscade moulue $\frac{1}{4}$ cuillère à café (1 ml) de poivron rouge haché 1 petit oignon ou $\frac{1}{2}$ gros oignon coupé en dés
- 2 gousses d'ail tranchées
- 8 gros œufs
- tasse (120 ml) de crème épaisse
- 1 tasse (90 g) de fromage de chèvre râpé, ou plus, au goût

PRÉPARATION

1. Tout adepte du régime cétogène devrait savoir comment préparer une frittata. Vous pouvez utiliser la combinaison de viande, de fromage, de légumes, d'herbes et d'épices que vous préférez.

2. À l'aide d'un couteau bien aiguisé, retirez les tiges épaisses des feuilles de chou frisé. Coupez les tiges en dés et hachez les feuilles. Réservez.

3. Chauffer l'huile à feu moyen dans une grande poêle pouvant être utilisée au gril (par exemple, en fonte). Lorsqu'elle est chaude, ajouter le porc. Cuire pendant cinq minutes en remuant de temps en temps.

4. Dans un petit bol, mélanger la sauge, le thym, la muscade et le piment rouge. Ajouter le

tout à la viande dans la poêle et bien mélanger. Poursuivre la cuisson pendant cinq minutes supplémentaires, jusqu'à ce que le porc soit bien cuit.

5. À l'aide d'une écumoire, transférez la viande dans un bol. S'il y a beaucoup de gras dans la poêle, retirez-en une partie pour n'en laisser qu'une ou deux cuillères à soupe (15 à 30 ml).

6. Ajoutez l'oignon et les tiges de chou frisé dans la poêle. Faites revenir environ cinq minutes, jusqu'à ce que l'oignon ramollisse. Ajoutez l'ail et remuez pendant une minute. Si nécessaire, déglacez la poêle avec un peu d'eau, en retirant les particules grillées.

7. Ajoutez les feuilles de chou frisé poignée par poignée et remuez pour les ramollir jusqu'à ce que toutes les feuilles soient dans la poêle et un peu cuites. Ajoutez la viande dans la poêle et mélangez bien.

8. Battez les œufs avec la crème dans un bol moyen. Versez le mélange sur la viande et les légumes dans la poêle en formant une couche homogène. Faites cuire sans remuer pendant environ cinq minutes, jusqu'à ce que l'œuf commence à prendre.

9. Placez la grille du four à hauteur moyenne (environ 15 ou 20 cm du haut) et allumez le

gril. Couvrez les œufs de fromage de chèvre. Mettez le plat au four et faites gratiner jusqu'à ce que l'œuf prenne et que le fromage de chèvre soit légèrement grillé. Surveillez fréquemment pour qu'il ne brûle pas.

10. Retirez le plat du four et laissez reposer quelques minutes. Coupez en triangles et servez.

58. FLOCONS DE KETOAVENA FAÇON

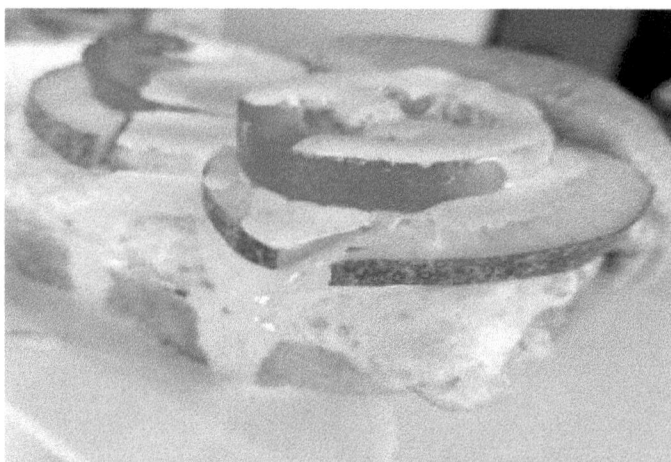

BRAD

INGRÉDIENTS

- tasse (120 ml) de lait de coco 3 jaunes d'oeufs
- ¼ tasse (60 ml) de flocons de noix de coco
- cuillère à café (2 ml) de cannelle moulue
- 1 cuillère à café (5 ml) d'extrait de vanille
- tasse (60 g) de noix très moulues (noix, amandes, pacanes, noix de macadamia ou un mélange)
- 2 cuillères à soupe (30 ml) de beurre d'amande
- 1/8 cuillère à café (0,5 ml) de sel (sans lui s'il contient du beurre d'amande et du sel)
- 1 cuillère à soupe (15 ml) de fèves de cacao (facultatif)

Couverture

- ¼ tasse (60 ml) de lait de coco
- 2 cuillères à café (10 ml) de fèves de cacao (facultatif)

PRÉPARATION

1. Voici la réponse de Brad aux détracteurs du régime Keto qui prétendent ne pas pouvoir vivre sans leurs céréales du petit déjeuner. Brad est en négociation avec l'hôtel Ritz-Carlton pour ajouter ce plat à son buffet de petit déjeuner

sain... Je plaisante ! Réservez les blancs d'œufs pour préparer les macarons.

2. Mélangez le lait et les flocons de noix de coco, les jaunes d'œufs, la cannelle, la vanille, les noix, le beurre d'amande, le sel et les fèves de cacao (si utilisées) dans une casserole moyenne. Faites chauffer à feu moyen-doux, en remuant sans arrêt, pendant trois ou quatre minutes.

3. Servir dans deux petits bols. Verser dans chacun deux cuillères à soupe (30 ml) de lait de coco et une cuillère à café de fèves de cacao. Déguster aussitôt.

59. MUFFINS AUX ŒUFS DANS DES

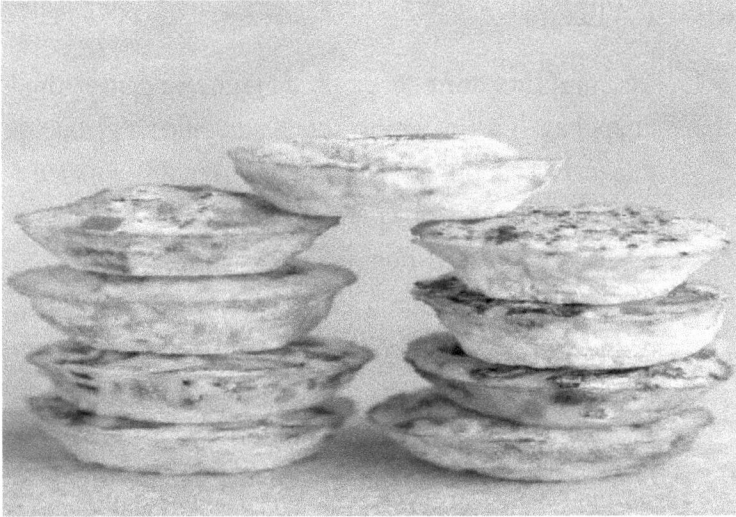

MOULES À JAMBON

INGRÉDIENTS

- 1 cuillère à soupe (15 ml) d'huile de coco fondue
- 6 tranches de jambon cuit (de préférence en tranches fines)
- 6 gros œufs
- Sel et poivre au goût
- 3 cuillères à soupe (45 ml) de fromage cheddar râpé (facultatif)

PRÉPARATION

1. Ces muffins sont le petit déjeuner rapide idéal. Préparez-les la veille pour en mettre un au micro-ondes ou au four le lendemain. Assurez-vous d'acheter du jambon de bonne qualité et non des saucisses bon marché.
2. Préchauffer le four à 200°C. Peindre six cavités d'une plaque à cupcakes avec de l'huile de coco fondue.
3. Mettre une tranche de jambon et un œuf dans chaque cavité. Salpimenter et saupoudrer $\frac{1}{2}$ cuillère à soupe (7,5 ml) de fromage sur chaque œuf.
4. Cuire au four pendant treize à dix-huit minutes selon le degré de cuisson souhaité pour les jaunes d'œufs.
5. Retirez la plaque du four et laissez-la refroidir quelques minutes avant de retirer délicatement les « muffins ». Réservez au réfrigérateur dans un récipient en verre ou en plastique pour qu'ils ne se dessèchent pas.

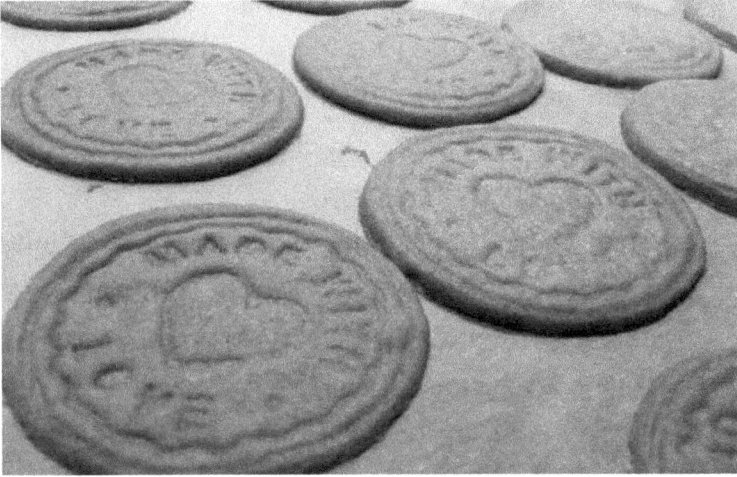

INGRÉDIENTS

- .250 g de beurre.
- 350 g de farine tamisée.
- 200 g de sucre roux
- .5g de bicarbonate de soude.
- 1 oeuf.
- 1 cuillère à soupe de sel

PRÉPARATION

9. La préparation du spéculoos nécessite une attente de 12 heures.
10. Mélanger 40g de farine, le bicarbonate de soude et le sel dans un premier récipient.
11. Faire fondre le beurre.
12. Mettez-le dans un deuxième récipient, ajoutez la cassonade, l'œuf et mélangez énergiquement. Ajoutez ensuite le reste de farine en remuant. Mélangez le tout et laissez reposer 12 heures au réfrigérateur.
13. Après 12 heures d'attente, beurrez les plaques à pâtisserie.
14. Étalez la pâte en gardant une épaisseur minimum (3 millimètres maximum) et découpez-la à l'aide de moules de votre choix.
15. Faites cuire le tout pendant 20 minutes en surveillant la cuisson.
16. Il est préférable de laisser refroidir les spéculoos avant de les déguster !

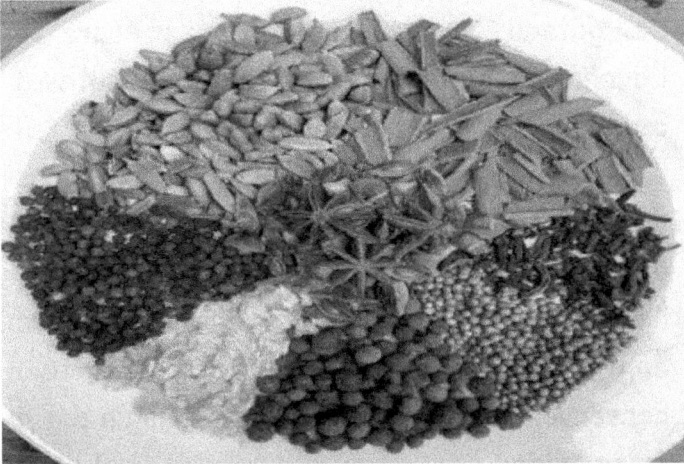

INGRÉDIENTS

- 2 cuillères à café (10 ml) de cannelle moulue
- 2 cuillères à café (10 ml) de cardamome moulue
- 1 cuillère à café (5 ml) de gingembre moulu
- 1 cuillère à café (5 ml) de clous de girofle moulus
- 1 cuillère à café (5 ml) de piment de la Jamaïque moulu

PRÉPARATION

1. Ce gâteau simple peut être préparé à l'avance et ne prend que quelques minutes à assembler. Mettez-le au réfrigérateur et il sera prêt le matin. Si vous le préparez dans des petits pots avec bouchon à vis, vous pourrez les emporter où vous le souhaitez. Le mélange d'épices en donnera plus que ce dont vous avez besoin pour cette recette ; conservez ce que vous obtenez dans un pot à épices vide.

2. Mélanger le lait de coco avec les graines de chia, le mélange d'épices, la vanille et la stevia dans un bol (un mixeur à main ou en verre peut être utilisé si une texture plus homogène est préférée).

3. Répartissez le mélange uniformément dans deux pots ou petits bols.

4. Réfrigérer au moins quatre heures (si possible toute une nuit), afin que la préparation épaississe.

5. Ajoutez les garnitures, si vous en avez utilisé, et servez.

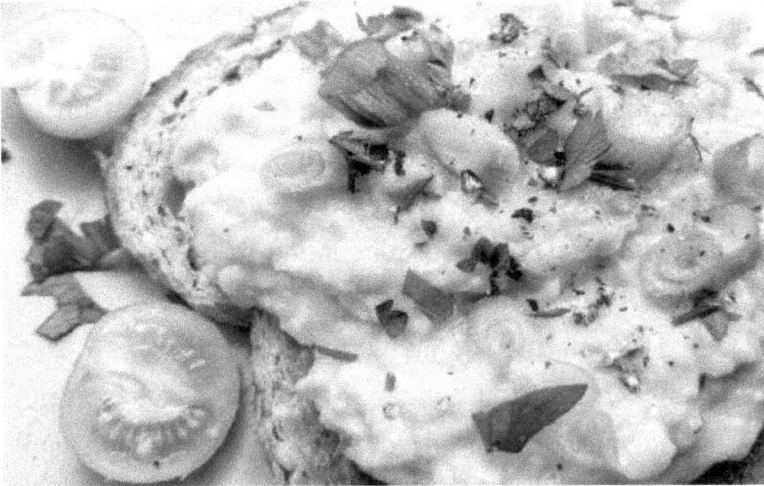

INGRÉDIENTS

- 3 gros œufs
- 2 cuillères à soupe (30 ml) de crème épaisse (facultatif)
- 1 cuillère à café (5 ml) de curcuma moulu
- Sel au goût
- Poivre noir fraîchement moulu au goût
- 1 cuillère à soupe (15 g) de beurre

PRÉPARATION

1. Cette variante simple des œufs brouillés de toute une vie est une délicieuse façon de commencer la journée et a des effets anti-inflammatoires. Le curcuma est très prisé dans les milieux de la santé car il contient le composé appelé « curcumine », dont diverses études ont montré qu'il était bénéfique dans de nombreux maux, de l'arthrite à la prévention du cancer. Ne vous passez pas du poivre noir, car il contient de la pipérine, qui améliore l'absorption de la curcumine par l'organisme.

2. Dans un petit bol, battre légèrement les œufs avec la crème. Ajouter le curcuma, le sel et le poivre.

3. Faites fondre le beurre à feu moyen dans une casserole. Lorsqu'il commence à bouillonner, versez-le doucement sur le mélange d'œufs. Remuez fréquemment lorsque les œufs commencent à prendre et laissez cuire pendant deux ou trois minutes.

4. Retirer du feu, goûter, ajouter plus de sel et de poivre si nécessaire et servir.

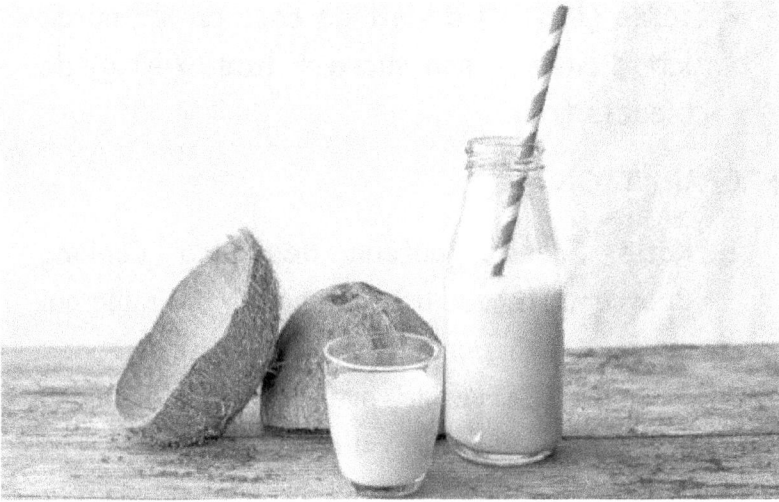

INGRÉDIENTS

- Lait de coco et $\frac{1}{4}$ tasse de myrtilles fraîches
- 1 tasse (100 g) d'amandes crues
- 1 tasse (100 g) de noix de cajou crues
- 1 tasse (100 g) de graines de citrouille crues
- 1 tasse (100 g) de graines de tournesol crues
- tasse (60 ml) d'huile de coco ramollie 1 cuillère à soupe (15 ml) de miel brut
- 1 cuillère à café (5 ml) d'extrait de vanille
- 1 cuillère à café (5 ml) de sel rose de l'Himalaya 1 tasse (60 g) de flocons de noix de coco non sucrés 1 tasse (60 g) de fèves de cacao

Ingrédients facultatifs

- tasse (180 ml) de lait de coco entier ou de lait d'amande non sucré ¼ tasse (40 g) de bleuets frais

PRÉPARATION

1. Katie French, auteur de Paleo Cooking Bootcamp, a créé un plat rapide et simple qui peut vous permettre de revenir aux céréales. Servez-le avec du lait de coco entier ou du lait d'amande, des baies fraîches et du yaourt grec entier, ou mettez le granola dans des sacs à collation et emportez-le avec vous.

2. Préchauffer le four à 180°C. Couvrir la plaque ou une cocotte en fonte de papier sulfurisé.

3. Si vous le souhaitez, hachez les noix et les graines avec un robot de cuisine, un hachoir manuel ou un couteau bien aiguisé.

4. Dans un grand bol, mélanger l'huile de coco, le miel et la vanille. Ajouter les noix et les graines, le sel de mer, les flocons de noix de coco et les fèves de cacao et bien mélanger.

5. Transférez le mélange de granola dans le plat de cuisson. Faites cuire au four pendant

vingt minutes, en le retournant une fois, jusqu'à ce qu'il soit légèrement grillé.

6. Laissez refroidir le mélange pendant une demi-heure et transférez-le dans un récipient hermétique. Conservez-le au réfrigérateur jusqu'à trois semaines.

7. Ajoutez les ingrédients facultatifs préférés.

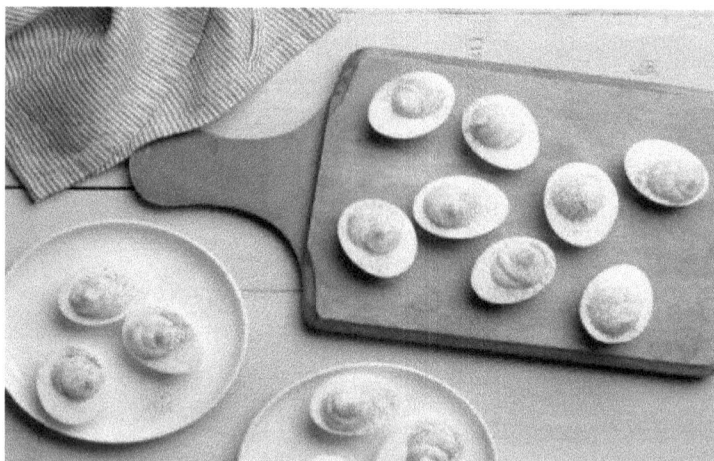

INGRÉDIENTS

- 1 cuillère à soupe (15 ml) d'huile de coco
- $\frac{1}{4}$ oignon très haché
- 250 g de bœuf haché élevé à l'herbe
- 1 gousse d'ail en filet
- 1 cuillère à café (5 ml) de cumin moulu
- 1 cuillère à café (5 ml) de sel casher
- $\frac{1}{2}$ cuillère à café (2 ml) de poivre noir

- cuillère à café (1 ml) de poivre de Cayenne (facultatif) 6 gros œufs
- ½ tasse (45 g) de fromages variés râpés

PRÉPARATION

1. Les collations aux œufs ont nourri une décennie de voyages autour du monde de Tyler et Connor Curley, les vieux amis de Brad.

2. Préchauffer le four à 200°C. Recouvrir un plat carré de 15 cm de papier sulfurisé (ou bien graisser avec une cuillère à soupe [15 ml] d'huile de coco fondue).

3. Faites chauffer l'huile dans une grande poêle et faites revenir l'oignon pendant quelques minutes jusqu'à ce qu'il commence à dorer.

4. Ajoutez la viande hachée, remuez bien et laissez cuire pendant une dizaine de minutes, jusqu'à ce qu'elle perde presque toute la teinte rose.

5. Poussez la viande hachée et l'oignon vers les bords de la poêle. Mettez l'ail au centre et faites-le cuire jusqu'à ce qu'il libère son arôme. Mélangez bien le tout.

6. Ajoutez le cumin, le sel, le poivre et le poivre de Cayenne (si utilisé). Remuez bien et poursuivez la cuisson pendant encore cinq minutes, jusqu'à ce que la viande soit complètement cuite. Retirez du feu.

7. Dans un grand bol, battre les œufs. Ajouter une tasse du mélange de viande aux œufs en remuant sans arrêt pour qu'ils ne finissent pas de cailler. Ajouter le reste de la viande et bien mélanger.

8. Versez le mélange d'œufs et de viande dans le plat à gratin. Parsemez de fromage et laissez cuire une vingtaine de minutes. Insérez un couteau à beurre au centre ; lorsqu'il ressort propre, sortez du four. Laissez refroidir quelques minutes et découpez en petits carrés.

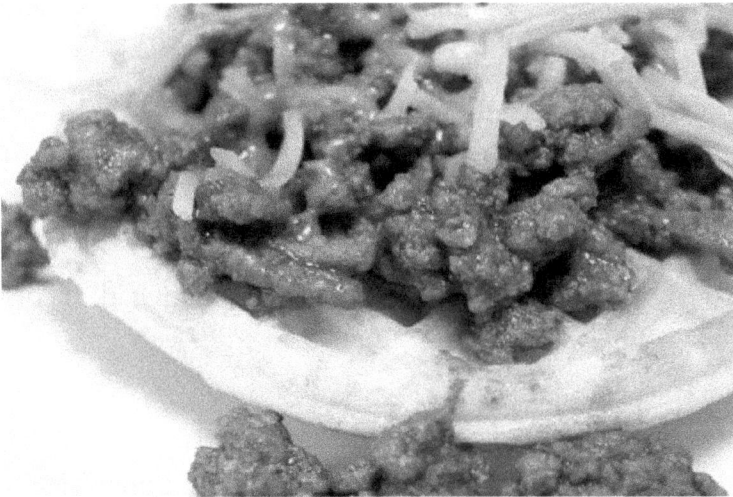

INGRÉDIENTS

Sauce à la viande

- 450 g de porc haché (ou de bœuf ou de dinde)
- 1 cuillère à café (5 ml) de sauge séchée
- cuillère à café (2 ml) de thym séché

- cuillère à café (2 ml) d'ail moulu
- $\frac{1}{4}$ cuillère à café (1 ml) de sel casher
- $\frac{1}{4}$ cuillère à café (1 ml) de poivre noir 300 ml de lait de coco entier (voir Note)

Gaufres

- 2 gros œufs
- 1 cuillère à soupe (15 ml) d'huile de coco fondue $\frac{1}{2}$ tasse (120 ml) de lait de coco entier
- tasse (80 g) de farine d'amande ou de pulpe de fruits séchés (voir note) $\frac{1}{4}$ cuillère à café (1 ml) de sel
- $\frac{1}{2}$ cuillère à café (2 ml) de levure
- $1\frac{1}{2}$ cuillère à café (7 ml) de poudre d'arrow-root

PRÉPARATION

1. Cette recette représente une bonne façon de profiter de la pulpe qui reste après la fabrication du lait de fruits séchés. Je préfère prendre le temps de préparer ma propre sauce à la viande en partant de zéro, mais des saucisses achetées peuvent être utilisées à condition qu'elles ne contiennent pas de sucre ajouté ou d'autres ingrédients inacceptables.

2. Chauffer une grande poêle à feu moyen et ajouter la viande hachée. Émietter à la fourchette pendant la cuisson.

3. Au bout de cinq minutes environ, lorsque le porc est presque cuit, ajoutez les épices et remuez bien. Laissez mijoter encore deux ou trois minutes, jusqu'à ce qu'il soit doré. Ajoutez le lait de coco et attendez qu'il bout. Lorsque cela se produit, baissez le feu.

4. Dans un bol moyen, battez les œufs avec l'huile de coco et le lait de coco. Ajoutez la pulpe, le sel, la levure et la poudre d'arrow-root. Mélangez bien. La pâte à gaufres sera plus épaisse que la pâte traditionnelle ; si nécessaire, ajoutez un peu d'eau d'une cuillère à soupe à l'autre jusqu'à ce qu'elle acquière la texture appropriée.

5. Versez un peu de pâte dans un gaufrier à feu moyen-doux (vous pouvez également utiliser une poêle légèrement graissée ou un gril et faire des crêpes). Retirez la gaufre une fois terminée et répétez l'opération avec le reste de la pâte.

6. Servir les gaufres nappées de sauce.

6. CAFÉ RICHE EN MATIÈRES GRASSES

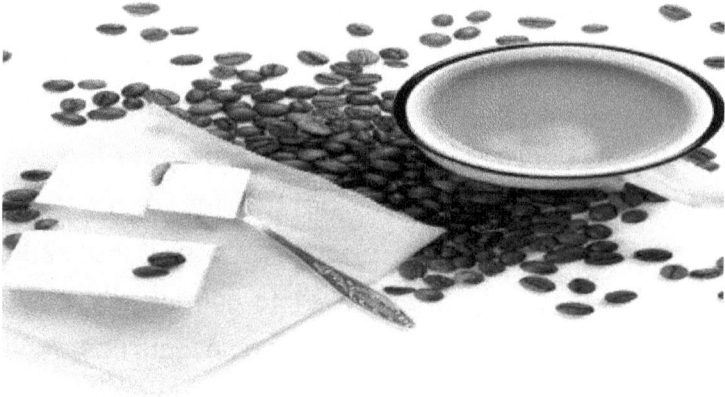

INGRÉDIENTS

- 1 tasse (250 ml) de café de bonne qualité
- 1 à 2 cuillères à soupe (15 à 30 ml) de beurre non salé
- 1 à 2 cuillères à soupe (15 à 30 ml) d'huile MCT (ou d'huile de coco, bien que le MCT soit préférable)

Ingrédients facultatifs

- $\frac{1}{2}$ cuillère à café (2 ml) d'extrait de vanille
- cuillère à café (1 ml) de poudre de cacao noir non sucré 1 cuillère à soupe (15 ml) de poudre d'hydrolysat de collagène

- Une pincée de cannelle moulue

PRÉPARATION

1. Si vous aviez l'habitude de boire un café sucré tous les matins, vous ne le regretterez plus une fois que vous aurez commencé à savourer ce café, plein de délicieuses graisses qui favorisent la production de cétones. De nombreux adeptes du régime cétogène boivent du café riche en matières grasses au lieu du petit-déjeuner et le supportent jusqu'au déjeuner ou au dîner. Commencez par une cuillère à soupe de beurre et une autre huile MCT et augmentez la dose à votre rythme.

2. Battre le café, le beurre et l'huile avec un verre ou un mixeur plongeant jusqu'à obtenir une mousse. À boire.

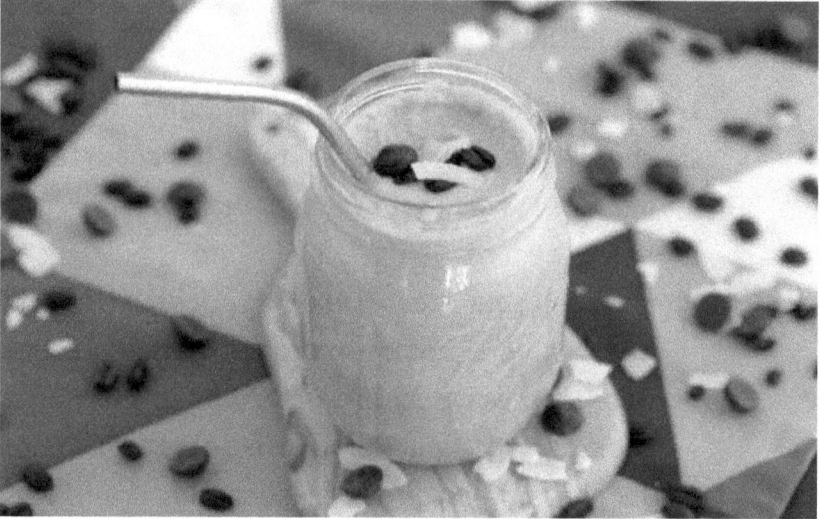

INGRÉDIENTS

- tasse (120 ml) de café fort ou 1 dose d'espresso 1 cuillère à soupe (15 ml) de beurre non salé
- 1 cuillère à soupe (15 ml) d'huile MCT (ou d'huile de coco, bien qu'il soit préférable d'utiliser du MCT)
- $\frac{1}{4}$ tasse (60 ml) de lait de coco entier, chauffé ou vaporisé
- 1 mesure (20 g) de substitut de repas en poudre Chocolat Noix de Coco Primal Fuel
- $\frac{1}{4}$ cuillère à café (1 ml) de poudre de cacao non sucrée Eau chaude
- Une pincée de cannelle moulue

- Crème fouettée ou crème de lait de coco (facultatif)

PRÉPARATION

1. Essayez ceci après une séance d'entraînement matinale ou lorsque vous avez envie d'une bombe de sucre très chère de la cafétéria du coin.
2. Mélangez le café, le beurre, l'huile, le lait de coco, la poudre de protéines et le cacao en poudre avec un mixeur à verre ou à bras jusqu'à obtenir une mousse. Si la boisson est trop épaisse, ajoutez un peu d'eau chaude d'une cuillère à soupe à l'autre jusqu'à obtenir la consistance souhaitée.
3. Verser dans une tasse chaude et saupoudrer d'une pincée de cannelle. Si désiré, ajouter un peu de crème fouettée.

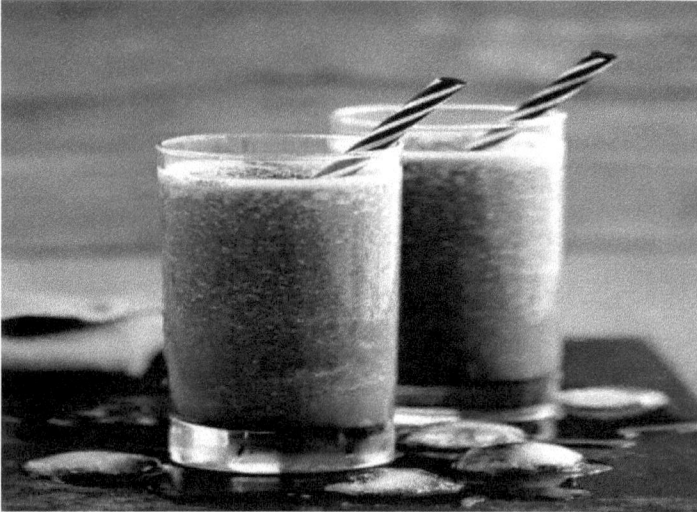

INGRÉDIENTS

- 1 boîte (400 ml) de lait de coco entier
- 1 cuillère à café (5 ml) d'extrait de vanille
- Un gros bouquet de légumes, comme du chou frisé ou des épinards (environ 2 tasses)
- 1 cuillère à soupe (15 ml) d'huile MCT ou d'huile de coco
- 2/3 tasse (150 g) de glace pilée
- 2 mesures (42 g) de substitut de repas en poudre Primal Fuel (vanille et noix de coco)

PRÉPARATION

1. Chocolat Noix de Coco; ou poudre de protéine de lactosérum normale.
2. Lorsque vous n'avez qu'une minute, cette option est fantastique et simple.
3. Ne manquez pas l'occasion de prendre une ration abondante de légumes.
4. Battre le lait de coco, la vanille, les légumes, l'huile et la glace dans un mixeur en verre.
5. Ajoutez la poudre de protéines et mélangez à faible puissance jusqu'à ce qu'elle soit incorporée. Pour servir.

6 9. SMOOTHIE À LA BETTERAVE ET AU GINGEMBRE

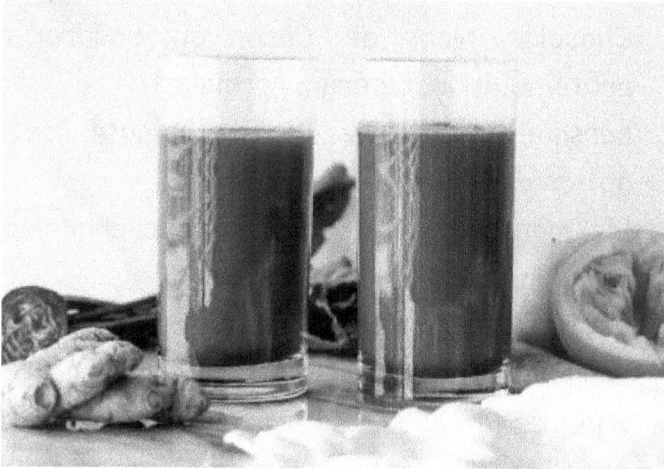

INGRÉDIENTS

- betterave moyenne (la betterave rôtie est plus facile à battre ; si elle est crue, il faut d'abord la couper en dés)
- $\frac{1}{4}$ tasse (110 g) de bleuets, frais ou surgelés
- 1 tasse (250 ml) de lait d'amande ou autre lait végétal séché non sucré
- Un gros bouquet de légumes, comme du chou frisé ou des épinards (environ 2 tasses) 10 noix de macadamia
- Un morceau de 3 cm de gingembre frais pelé et coupé en dés 2 cuillères à soupe (30 ml) d'huile MCT ou d'huile de coco 5 à 10

gouttes de stevia liquide, ou au goût (facultatif)

- 2/3 tasse (150 g) de glace pilée

PRÉPARATION

1. Ce smoothie est plein d'antioxydants, de vitamines et de minéraux, ce qui en fait une boisson fantastique pour récupérer les jours où vous vous êtes entraîné très intensément. De plus, les noix de macadamia et l'huile MCT fournissent une bonne quantité de graisses saines.

2. Battez les betteraves, les canneberges, le lait d'amande, les légumes, les noix de macadamia, le gingembre, l'huile et la stevia dans un mixeur en verre. Un deuxième cycle peut être nécessaire si des betteraves crues sont utilisées ou si les noix de macadamia ne sont pas du tout fouettées.

3. Ajoutez la glace et battez le tout jusqu'à ce que le mélange soit homogène.

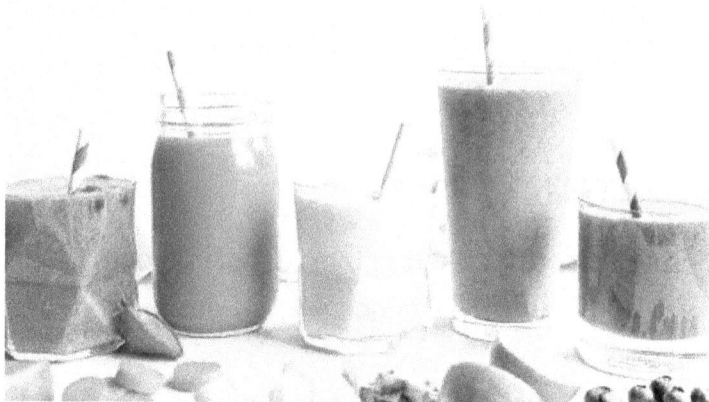

INGRÉDIENTS

- 3 tasses (50 g) de feuilles de chou frisé
- tasse (120 ml) de lait de coco entier
- avocat moyen (environ ¼ tasse; 60 g) ¼ tasse (30 g) d'amandes crues
- 3 noix du Brésil
- tasse (30 g) d'herbes fraîches (voir note)
- 2 cuillères à soupe de substitut de poudre de chocolat et de noix de coco Primal Fuel ou de poudre de protéine de lactosérum normale
- 1 cuillère à soupe (15 ml) de poudre de cacao (si possible, du chocolat noir)
- 1 cuillère à café (5 ml) de cannelle moulue
- 1 cuillère à café (5 ml) de sel rose de l'Himalaya
- 2 ou 3 gouttes d'extrait de menthe poivrée (facultatif)

- 1 ou 2 tasses de glaçons

PRÉPARATIFS

1. Ce smoothie est inspiré d'un des petits déjeuners préférés de Ben Greenfield, célèbre triathlète et coach. Je l'appelle le "smoothie of whatever" car vous pouvez mettre tout ce que vous avez dans le frigo ! N'hésitez pas à adapter cette recette pour y inclure les noix et les herbes que vous avez sous la main. C'est un vrai repas plein de calories et de nutriments, donc, si vous le souhaitez, vous pouvez le diviser en deux portions.

2. Placez un panier à vapeur dans une petite casserole avec 2 ou 3 cm d'eau au fond. Portez l'eau à ébullition et faites cuire le chou frisé à la vapeur pendant cinq minutes.

3. Mettez le chou frisé dans un mixeur. Ajoutez le lait de coco, l'avocat, les noix et les herbes. Battez à pleine puissance pendant trente secondes.

4. Ajoutez la poudre de protéines, la poudre de cacao, la cannelle, le sel, l'extrait de menthe poivrée et la glace, et battez jusqu'à obtenir une texture homogène.

5. Ajouter de l'eau si nécessaire pour obtenir la consistance désirée.

7 1. CHAI DORÉ

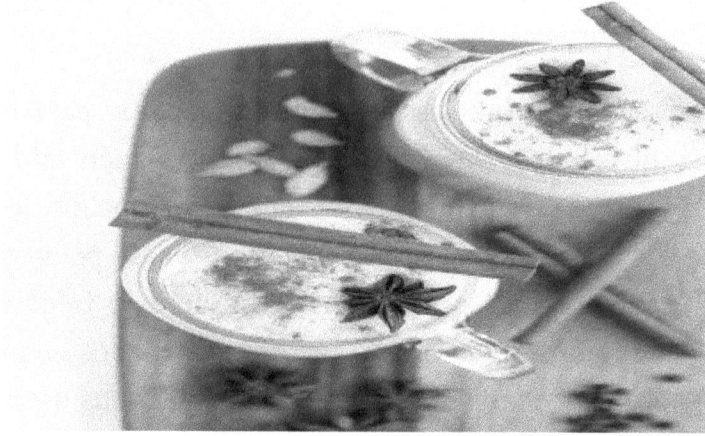

INGRÉDIENTS

- $1\frac{1}{2}$ tasse (375 ml) de lait aux fruits séchés
- 1 cuillère à café (5 ml) de curcuma moulu
- 1 cuillère à café (5 ml) de mélange d'épices chai
- cuillère à café (2 ml) de poivre noir
- cuillère à café (2 ml) d'extrait de vanille
- 1 cuillère à soupe (15 ml) d'huile de coco ou d'huile MCT
- 1 cuillère à soupe (15 ml) de poudre de collagène (facultatif)
- 5 à 10 gouttes de stevia liquide, ou au goût

PRÉPARATION

1. Comme il contient du curcuma et du gingembre, deux épices anti-inflammatoires, de nombreuses personnes pensent que le lait doré ou lait doré a des propriétés thérapeutiques. Cette version a ajouté les épices chai classiques. Une tasse chaude vous aidera à vous détendre le soir.
2. Chauffer le lait de noix, le curcuma, les épices chai et le poivre dans une casserole sans faire bouillir. Cuire lentement pendant quelques minutes.
3. Incorporer la vanille, l'huile de coco, la poudre de collagène (si utilisée) et la stévia.
4. Avec un mixeur plongeant, bien mélanger jusqu'à obtenir une mousse. Goûter et ajuster la douceur avec de la stevia (sans exagérer).

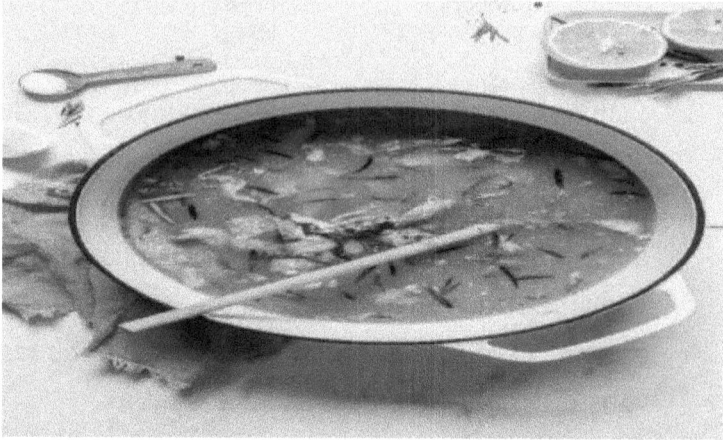

INGRÉDIENTS

- 4 tasses (300 à 400 g) d'os de poulet ou de carcasses de poulet de 1,4 kg
- 2 ou 3 tasses (150 à 300 g) de restes de légumes (voir Conseil); ou 1 gros oignon coupé en dés, avec peau et racine s'il est cultivé de façon biologique, 2 branches de céleri et 2 carottes coupées en dés, dont 2 gousses d'ail écrasées
- 1 cuillère à soupe (15 ml) de gingembre frais tranché
- 10 grains de poivre noir
- 1 feuille de laurier
- Herbes fraîches, comme le thym ou le romarin (facultatif)

PRÉPARATION

1. Méthode 1 : Mettez les os, les restes de légumes, l'ail, le gingembre, le poivre et le laurier dans une grande casserole avec suffisamment d'eau pour couvrir tous les ingrédients. Portez à ébullition et, lorsque l'ébullition arrive, baissez le feu pour laisser mijoter. Laissez cuire pendant plusieurs heures, plus longtemps sera le mieux, en surveillant le niveau d'eau et en ajoutant plus de liquide s'il descend trop bas.

2. Méthode 2 : Mettez les ingrédients dans une mijoteuse avec suffisamment d'eau pour bien les recouvrir. Couvrez et réglez le feu au minimum. Laissez cuire pendant au moins huit heures, mais le résultat sera meilleur si la cuisson dure plus longtemps. Vous pouvez faire cuire le bouillon pendant vingt-quatre heures ou plus.

3. Méthode 3 : Mettez tous les ingrédients dans un Instant Pot ou un autocuiseur électrique similaire et remplissez-le d'eau (sans dépasser la ligne de marquage maximale). Fermez le couvercle et laissez cuire pendant deux heures. Laissez la

pression monter naturellement avant d'ouvrir la casserole.

4. Une fois le bouillon prêt, filtrez-le avec une passoire à mailles fines et laissez-le refroidir rapidement. Le moyen le plus simple de procéder consiste à mettre le bouchon sur l'évier et à le remplir d'eau glacée à moitié. Placez un bol en métal ou une casserole en métal propre dans l'eau glacée et versez le bouillon à travers la passoire.

5. Lorsque le bouillon est froid, transférez-le dans des récipients propres (par exemple, des bocaux en verre avec des bouchons à vis) et mettez-le au réfrigérateur, ou congelez-le si vous ne prévoyez pas de l'utiliser dans quelques jours.

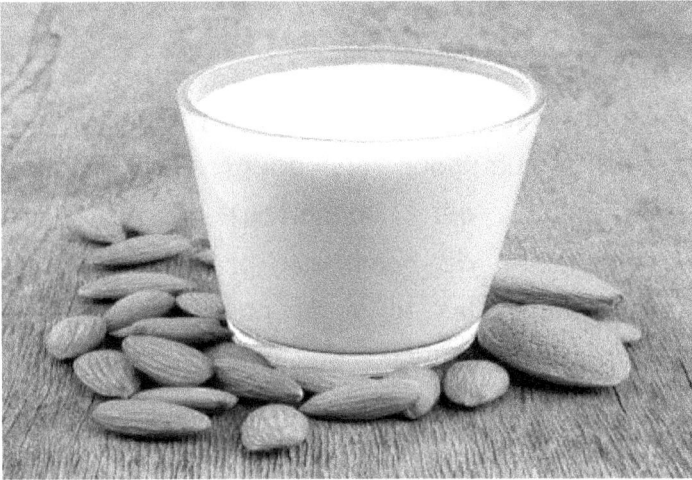

INGRÉDIENTS

- 1 tasse (100 g) de noix crues (amandes, noisettes, noix de cajou, pacanes ou noix de macadamia)
- 4 tasses (1 l) d'eau filtrée plus une quantité supplémentaire pour le trempage
- 1 cuillère à café (5 ml) d'extrait de vanille (facultatif)
- $\frac{1}{4}$ cuillère à café (1 ml) de sel (facultatif)
- cuillère à café (2 ml) de cannelle moulue (facultatif) Édulcorant pour régime cétogène, au goût (facultatif)

PRÉPARATION

1. Ce lait est délicieux et peut être une option fantastique pour les adeptes du régime cétogène qui souhaitent éviter de consommer de nombreux produits laitiers. Cependant, les laits de noix commerciaux contiennent souvent des ingrédients et des édulcorants inacceptables. Heureusement, sa préparation est très simple et vous pouvez utiliser les noix que vous avez sous la main.

2. Mettez les noix dans un bol ou un bocal en verre et recouvrez-les complètement d'eau filtrée. Laissez-les reposer à température ambiante pendant au moins quatre heures, mais il sera préférable de les laisser reposer huit heures ou toute la nuit (jusqu'à vingt-quatre heures).

3. Égouttez et lavez les noix. Mettez-les dans le verre du mixeur et battez-les à puissance maximale avec quatre tasses d'eau filtrée pour former une pâte homogène.

4. Filtrez le lait à l'aide d'un linge fin ou d'un torchon propre. Pressez la pulpe pour en extraire le plus de lait possible (voir Astuce).

5. Si vous décidez d'ajouter l'un des ingrédients facultatifs, rincez le verre, versez le lait et les ingrédients facultatifs et battez jusqu'à obtenir une texture homogène.

6. Transférez le lait en poudre dans un récipient hermétique et conservez-le au réfrigérateur. Il se conservera cinq jours.

7 4. MACARONI AU FROMAGE FAIBLE EN GRAS

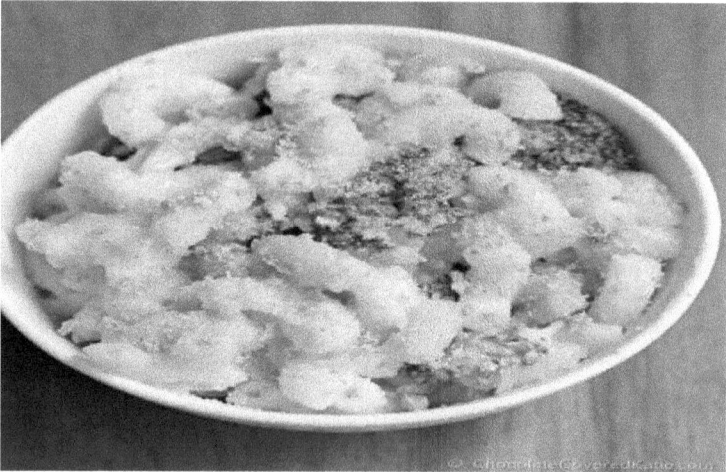

INGRÉDIENTS

- .1 1/2 c. à thé de macaroni cuit et égoutté.
- 1 petit oignon, haché.
- 9 tranches de 2/3 oz de fromage cheddar fort faible en gras.
- 1 boîte de 12 oz de lait écrémé évaporé.
- 1/2 c. à thé de bouillon de poulet à faible teneur en sodium.
- 2 1/2 cuillère(s) à soupe de farine de blé environ
- .1/4 cuillère à café de sauce Worcestershire.
- 1/2 cuillère à café de moutarde sèche.

- 1/8 cuillère(s) à café de poivre.
- 3 cuillère(s) à soupe de chapelure.
- 1 cuillère(s) à soupe de margarine, ramollie

PRÉPARATION

2. Dans un plat de cuisson profond vaporisé d'huile végétale, étalez 1/3 des macaronis, 1/2 des oignons et du fromage. Répétez les couches, en terminant par les macaronis. Fouettez le lait, le bouillon, la farine, la moutarde, la sauce Worcestershire et le poivre jusqu'à ce que le tout soit bien mélangé. Versez sur les couches. Mélangez la chapelure et la margarine, puis saupoudrez dessus. Faites cuire à découvert à 375 degrés pendant 30 minutes jusqu'à ce que le mélange soit chaud et bouillonnant.

7 5. FAUSSE SAUCE AUX CACAHUÈTES

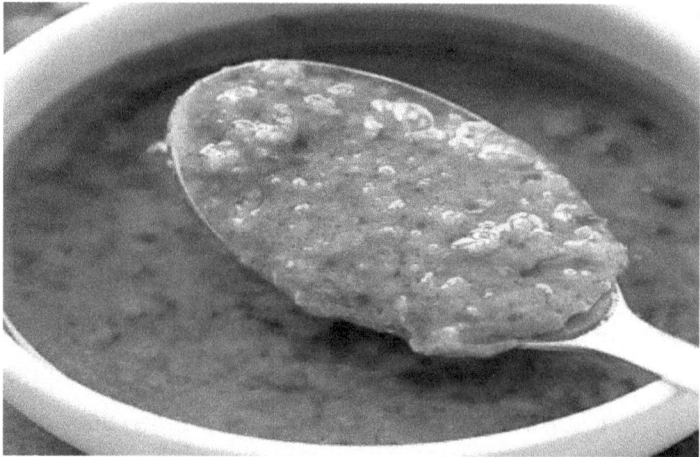

INGRÉDIENTS

- tasse (120 g) de beurre d'amande cru
- tasse (120 g) de lait de coco entier
- 2 grosses gousses d'ail tranchées
- Le jus d'un petit citron vert
- 2 cuillères à soupe (30 ml) de tamari (sauce soja sans gluten)
- 1 cuillère à soupe (15 ml) de gingembre frais râpé
- cuillère à soupe (8 ml) d'huile de sésame grillée (voir Remarque)
- cuillère à soupe (8 ml) d'huile d'avocat

178

- ¼ cuillère à café (1 ml) de piment rouge haché (facultatif)

PRÉPARATION

1. J'adore la sauce aux cacahuètes pour les légumes, le poulet et les crevettes. Cependant, de nombreux adeptes des régimes paléolithique et cétogène essaient d'éviter les cacahuètes en raison de problèmes d'allergie, car elles sont techniquement une légumineuse et non un fruit séché. De plus, elles fournissent plus de glucides que n'importe quel fruit ou graine séché. Heureusement, cette sauce aux cacahuètes préparée avec du beurre d'amandes est aussi bonne que l'originale et ne contient aucun édulcorant ajouté. Essayez de ne pas tout manger d'un coup !

2. Mélanger tous les ingrédients dans un bol moyen ou utiliser un petit robot de cuisine ou un batteur à main. Conserver au réfrigérateur dans un récipient hermétique. Se conserve deux ou trois jours.

7 6. SAUCE MAYONNAISE ET FROMAGE BLEU PRIMAL KITCHEN

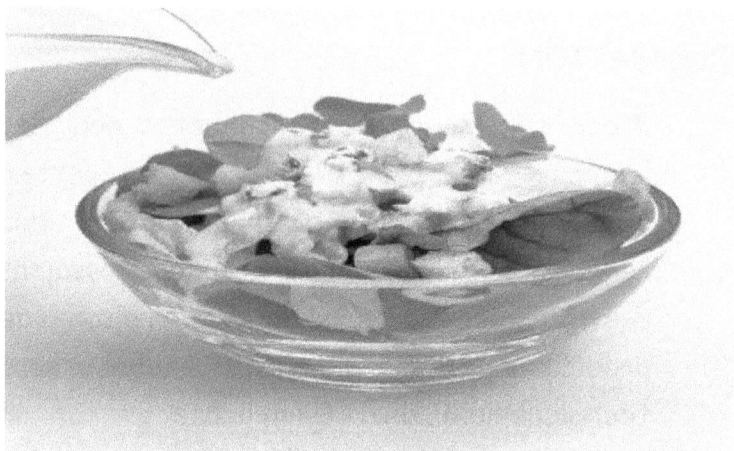

INGRÉDIENTS

- tasse (120 g) de mayonnaise Primal Kitchen $\frac{1}{2}$ jus de citron
- $\frac{1}{4}$ tasse (60 ml) de lait de coco entier ou de crème épaisse
- $\frac{1}{4}$ cuillère à café (1 ml) de poivre noir, ou plus si $\frac{1}{4}$ tasse (60 ml) de fromage bleu émietté est nécessaire
- Sel (facultatif)

PRÉPARATION

1. Je ne suis peut-être pas très impartiale, mais la mayonnaise Primal Kitchen est l'un des produits préférés de mon garde-manger. De plus, sa saveur intense est parfaite pour cette recette. Vous pouvez également utiliser de la mayonnaise maison ou d'autres mayonnaises en conserve si vous en trouvez sans huiles polyinsaturées, bien que vous deviez peut-être ajuster l'arôme pour obtenir la saveur souhaitée.

2. A l'aide d'un fouet, mélanger la mayonnaise, le jus de citron, le lait de coco et le poivre.

3. Ajoutez le fromage bleu et remuez bien. Essayez d'ajouter du sel et plus de poivre si vous le souhaitez.

7. VINAIGRETTE PARFAITE (AVEC VARIANTES)

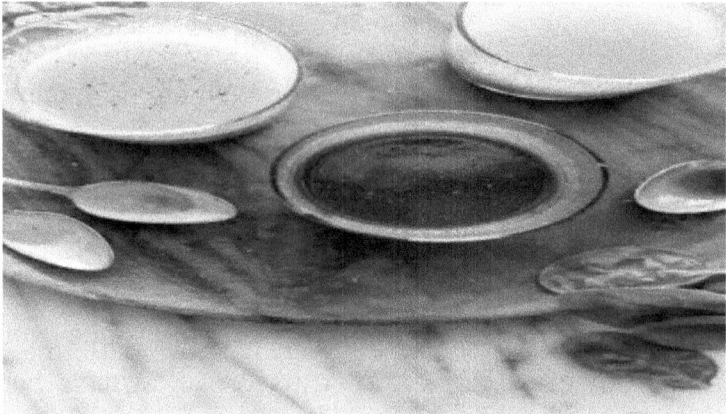

INGRÉDIENTS

- 1 petite échalote très hachée
- 3 cuillères à soupe (45 ml) de vinaigre de cidre
- cuillère à café (1 ml) de sel casher
- cuillère à café (1 ml) de poivre noir $\frac{1}{2}$ cuillère à café (2 ml) de moutarde de Dijon
- $\frac{3}{4}$ tasse (180 ml) d'huile d'olive extra vierge

PRÉPARATION

1. Presque toutes les vinaigrettes industrielles contiennent des huiles polyinsaturées qui favorisent l'inflammation. Heureusement, les préparer à la maison est rapide et facile, et constitue un excellent moyen d'ajouter des graisses saines à un repas.

2. Dans un petit bocal avec couvercle, mélanger l'échalote, le vinaigre, le sel et le poivre.

3. Ajoutez la moutarde et l'huile d'olive. Fermez hermétiquement le flacon et agitez vigoureusement.

Variantes

- Vinaigrette au citron : remplacez le vinaigre par une quantité équivalente de jus de citron fraîchement pressé et ajoutez 1 cuillère à soupe (15 ml) de zeste de citron.

- Vinaigrette grecque : ajouter 1 cuillère à café (4 ml) d'origan séché, de basilic séché et d'ail moulu.

7 8. "FROMAGE" DE MACADAMIA ET CIBOULETTE

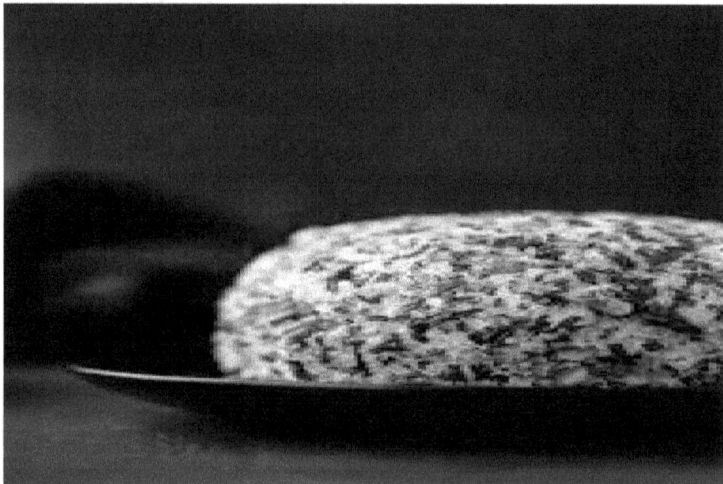

INGRÉDIENTS

- 2 tasses (250 g) de noix de macadamia crues
- 2 cuillères à soupe (30 ml) de jus de citron fraîchement pressé
- cuillère à café (1 ml) de sel de mer fin
- cuillère à café (1 ml) de poivre noir
- cuillère à café (1 ml) de poudre d'oignon
- cuillère à café (1 ml) d'ail moulu
- 1 ou 2 cuillères à soupe (15 à 30 ml) d'eau chaude
- 3 ou 4 cuillères à soupe (45 à 60 ml) de ciboulette fraîche hachée

PRÉPARATION

1. Le « fromage » de noix est une option fantastique pour les adeptes du régime cétogène qui ne tolèrent pas beaucoup de produits laitiers mais qui aiment quand même la délicieuse onctuosité du fromage. Cette recette utilise des noix de macadamia, mais d'autres noix peuvent également être utilisées. Les noix de cajou sont très polyvalentes, bien qu'elles contiennent plus de glucides (voir la recette de la crème de noix de cajou de base). Commencez toujours par des noix crues, car les variétés grillées contiennent généralement des huiles inacceptables.

2. Avec un mixeur en verre ou un robot de cuisine, battez les noix de macadamia avec le jus de citron, le sel, le poivre, la poudre d'oignon et l'ail moulu jusqu'à obtenir une pâte épaisse et trébuchante. Grattez les parois si nécessaire.

3. Avec le mixeur ou le robot de cuisine en marche, ajoutez de l'eau petit à petit jusqu'à ce que le mélange obtienne la consistance souhaitée. Vous pouvez arrêter lorsque le "fromage" a encore une texture

légère ou continuer à battre jusqu'à ce qu'il soit très homogène.

4. Versez la ciboulette et appuyez plusieurs fois sur l'interrupteur pour mélanger le tout.

7 9. PESTO DE FEUILLES DE CAROTTES

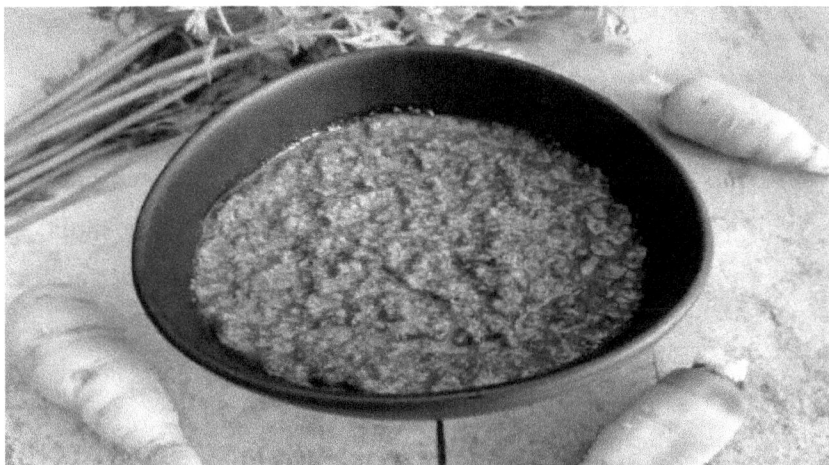

INGRÉDIENTS

- 1 tasse (30 g) de feuilles et de tiges de carottes
- tasse (30 g) de noix de macadamia crues
- tasse (30 g) de noisettes crues
- 1 petite gousse d'ail écrasée
- $\frac{1}{4}$ tasse (25 g) de parmesan râpé
- tasse (180 g) d'huile d'olive extra vierge Sel et poivre

PRÉPARATION

1. Les feuilles de carotte sont très sous-estimées. Je garde généralement les miennes pour les ajouter à la marmite lorsque je prépare un bouillon d'os, mais si j'ai assez de bouillon, je prépare un peu de ce pesto.

2. Dans un petit robot de cuisine, battez les feuilles de carotte, les noix, l'ail et le fromage jusqu'à ce qu'ils soient bien mélangés. Grattez les parois du bol.

3. Pendant que le robot tourne, ajoutez progressivement l'huile d'olive jusqu'à ce que le pesto obtienne la consistance souhaitée. Assaisonnez avec du sel et du poivre.

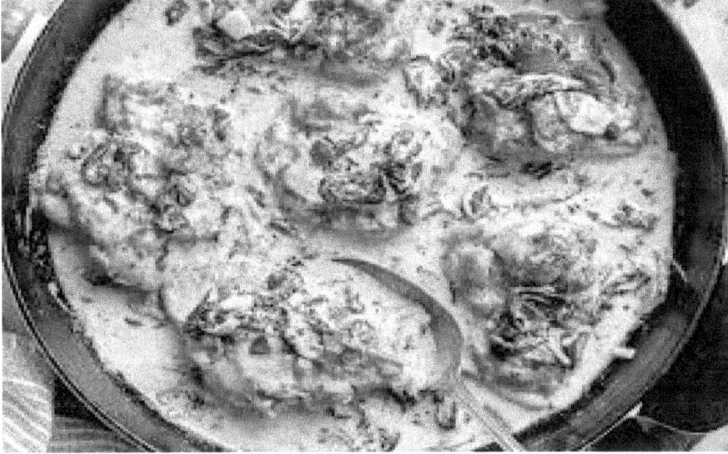

INGRÉDIENTS

- 2 tranches de bacon (pas trop épaisses)
- tasse (100 g) de beurre non salé à température ambiante 1 gousse d'ail coupée très finement
- cuillère à café (2 ml) de paprika doux
- cuillère à café (2 ml) de piment fort
- cuillère à café (2 ml) d'origan séché écrasé
- ¼ cuillère à café (1 ml) de cumin moulu
- 1/8 cuillère à café (0,5 ml) de poudre d'oignon ½ cuillère à café (2 ml) de sel casher
- ¼ cuillère à café (1 ml) de poivre noir

PRÉPARATION

1. Oui, vous avez bien lu; cette recette combine deux de nos produits préférés, le bacon et le beurre. Elle est parfaite à faire fondre sur un steak juteux ou une assiette d'œufs brouillés. Pour changer, essayez-la avec des brochettes de crevettes, des choux de Bruxelles rôtis ou une patate douce bien chaude le jour où vous décidez de prendre plus de glucides.

2. Faites griller le bacon pendant environ trois minutes dans une poêle jusqu'à ce qu'il soit croustillant. Transférez-le sur une feuille de papier absorbant pour l'égoutter. Réservez le gras du bacon pour l'utiliser dans une autre recette.

3. Coupez le beurre en morceaux et mettez-les dans un petit bol. Écrasez-les avec une fourchette.

4. Ajoutez l'ail, le paprika doux et épicé, l'origan, le cumin, la poudre d'oignon, le sel et le poivre et mélangez bien.

5. Émiettez ou hachez le bacon. Ajoutez-le au beurre et remuez.

6. Étalez le mélange de beurre sur une feuille de papier sulfurisé d'environ 30 cm. Formez

un cylindre et roulez-le fermement. Tournez les extrémités pour le fermer.

7. Conservez le beurre au réfrigérateur jusqu'à son utilisation (il peut également être congelé).

8 1. PÂTÉ DE FOIE DE VOLAILLE

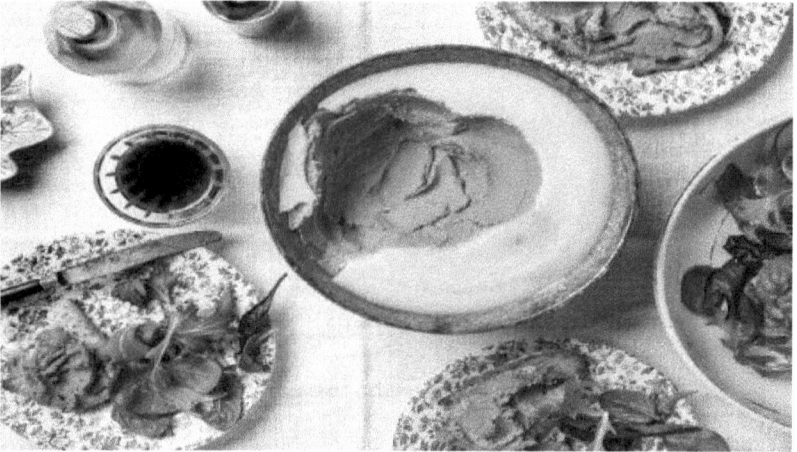

INGRÉDIENTS

- 225 g de foies de volaille
- 6 cuillères à soupe (85 g) de beurre
- 2 cuillères à soupe (30 ml) de graisse de bacon
- petit oignon coupé en rondelles 1 grosse gousse d'ail filet
- 2 cuillères à soupe (30 ml) de vinaigre de vin rouge
- 1 cuillère à soupe (15 ml) de vinaigre balsamique

- 1 cuillère à café (5 ml) de moutarde de Dijon
- cuillère à soupe (75 ml) de romarin frais coupé Sel et poivre au goût
- Flocons de sel (type Maldon) pour décorer

PRÉPARATION

1. Le foie est l'un des aliments les plus sains qui existent, c'est pourquoi il est dommage qu'il ait une si mauvaise réputation. Espérons que ce pâté savoureux vous aidera à changer d'avis sur cet aliment star. Il peut être dégusté avec des branches de céleri, des tranches de concombre ou des poivrons rouges. Et même avec des tranches de pomme.

2. Retirez les parties fibreuses des foies. Faites fondre deux cuillères à soupe (30 ml) de beurre et de graisse de bacon à feu moyen dans une poêle moyenne. Ajoutez l'oignon et les foies et faites revenir pendant six à huit minutes.

3. Versez l'ail et faites revenir encore une minute. Baissez un peu le feu et ajoutez les deux types de vinaigre, la moutarde et le romarin. Laissez cuire environ cinq minutes, jusqu'à ce que presque tout le liquide s'évapore et que les foies soient bien cuits.

4. Transférer tout le contenu de la casserole dans un robot de cuisine. Appuyer plusieurs fois sur l'interrupteur pour mélanger le tout. Racler les parois du bol et ajouter deux cuillères à soupe (30 g) de beurre. Mélanger jusqu'à obtenir une texture bien homogène. Gratter à nouveau les parois du bol. Ajouter les deux autres cuillères à soupe (30 g) de beurre et mélanger jusqu'à obtenir une texture parfaitement homogène.

5. Salez et poivrez. Répartissez les pâtes dans des bols individuels et couvrez-les d'un film transparent. Conservez-les au réfrigérateur. Avant de servir, saupoudrez chaque bol d'un peu de fleur de sel.

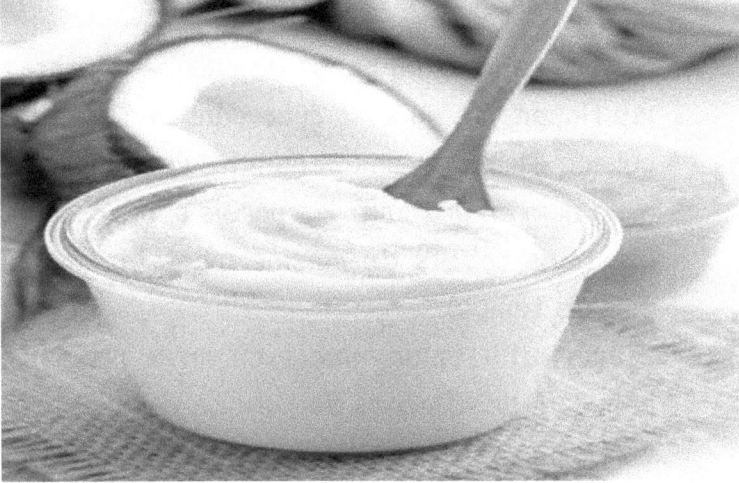

INGRÉDIENTS

- 4 tasses (350 à 400 g) de flocons de noix de coco non sucrés

PRÉPARATION

1. Si vous n'avez jamais essayé le beurre de coco, une agréable surprise vous attend. Vous pouvez l'ajouter au café ou aux smoothies, le mélanger avec des légumes racines, l'utiliser dans des plats au curry ou le manger étalé en couche épaisse sur quelques tranches de pomme ou un morceau de chocolat noir. De plus, c'est l'ingrédient principal des pompes à graisse. Vous aurez

envie d'en avoir toujours une bouteille à portée de main !

2. Si vous utilisez un robot de cuisine : Mettez les flocons de noix de coco dans un robot de cuisine et battez-les pendant quinze minutes maximum en grattant les parois si nécessaire (certains robots de cuisine mettent un peu plus de temps).

3. Si vous utilisez un mixeur en verre : mettez la moitié des flocons de noix de coco dans le verre et battez pendant une minute. Ajoutez le reste et continuez à battre pendant dix minutes maximum, en grattant les parois si nécessaire. Veillez à ce que le mixeur ne soit pas trop chaud !

4. Transférer le beurre de coco dans un récipient hermétique jusqu'à utilisation (il peut être conservé à température ambiante). Si nécessaire, le réchauffer au micro-ondes pendant cinq à dix secondes avant de le servir.

5. Dans les deux cas, le beurre de coco passe par trois étapes. Il s'émiettera d'abord fortement, puis deviendra un liquide granuleux et, enfin, il acquerra une texture homogène. Si vous n'êtes pas sûr que le processus soit terminé, essayez-le. Le

produit fini doit être homogène et
légèrement granuleux, comme du beurre de
noix fraîchement moulu.

8 3. PÂTÉ DE SAUMON FUMÉ

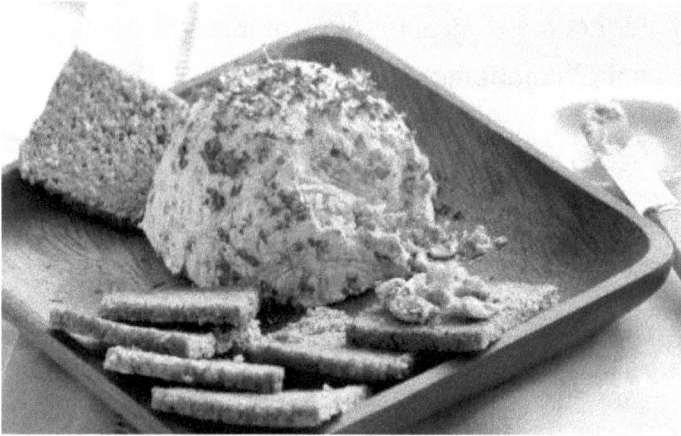

INGRÉDIENTS

- 4 cuillères à soupe (60 g) de beurre à température ambiante
- 1 cuillère à soupe (15 g) d'huile d'olive extra vierge
- 2 cuillères à soupe (30 ml) de ciboulette fraîche hachée
- 2 cuillères à soupe (30 ml) de câpres séchées (30 ml)
- 2 cuillères à soupe (30 ml) de jus de citron fraîchement pressé
- 225 g de filet de saumon cuit, sans arêtes ni peau
- 115 g de saumon fumé coupé en petits cubes
  Sel et poivre au goût

PRÉPARATION

1. C'est une façon fantastique de profiter des restes de saumon. Cette préparation, pleine de graisses saines, peut être consommée au petit-déjeuner, au déjeuner ou au dîner, ou comme collation saine. Elle se prépare en quelques minutes, mais son goût est si bon qu'il est capable d'impressionner les convives du dîner le plus sélect. Mettez quelques cuillères à soupe sur des feuilles de chicorée ou d'endive pour la présenter avec élégance.

2. Dans un bol moyen, mélanger le beurre et l'huile d'olive à la fourchette. Ajouter la ciboulette, les câpres et le jus de citron.

3. À l'aide d'une fourchette, divisez le saumon cuit en petits morceaux et ajoutez-le au mélange de beurre. Ajoutez le saumon fumé et remuez bien en l'écrasant légèrement. Remplissez un bol, couvrez et conservez au réfrigérateur jusqu'au moment de servir le pâté.

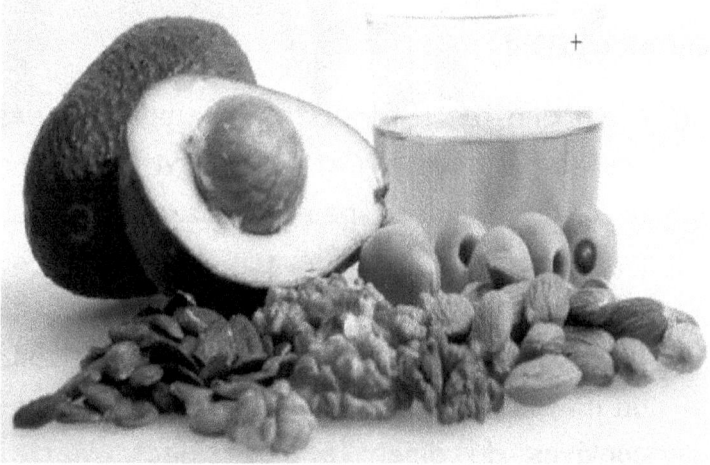

INGRÉDIENTS

- 1 tasse (250 ml) d'olives désossées (utilisez un mélange d'olives vertes et noires)
- 2 filets d'anchois à l'huile d'olive (voir Astuce)
- tasse (60 ml) de noix hachées 1 gousse d'ail écrasée
- 1 cuillère à soupe (15 ml) de câpres égouttées
- 1 cuillère à soupe (15 ml) de basilic frais haché
- 3 cuillères à soupe (45 ml) d'huile d'olive extra vierge

PRÉPARATION

1. L'olive traditionnelle est un mélange d'olives, de câpres, d'anchois et d'oignons écrasés dans l'amirauté, et est généralement servie avec de petits toasts. C'est une façon fantastique d'introduire dans notre alimentation ces petits poissons riches en acides gras oméga. La touche croquante des noix remplace celle du pain grillé. Servez cette olive sur des tranches de concombre ou de poivron rouge, tartinez-en le poulet cuit au four ou ajoutez plus d'huile d'olive pour l'utiliser comme vinaigrette.

2. Dans un petit robot de cuisine (ou dans un sirop), mélangez les ingrédients et appuyez dix fois sur l'interrupteur. Raclez les parois du bol et continuez à appuyer jusqu'à ce que l'olive acquière la consistance souhaitée.

3. Mettre dans un bol, couvrir d'un film transparent et mettre au réfrigérateur jusqu'au moment de servir.

8 5. CARNITAS À LA MIJOTEUSE

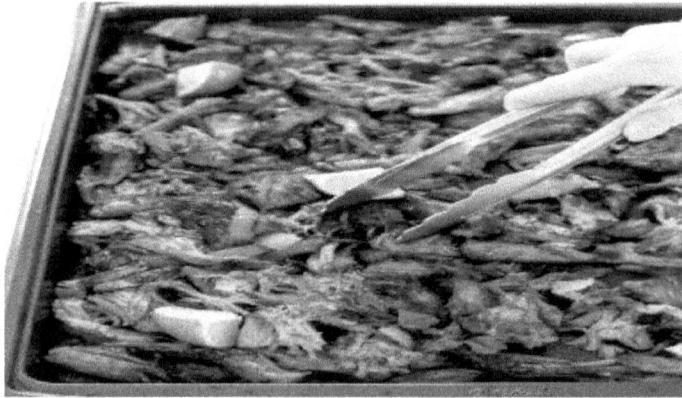

INGRÉDIENTS

- 1 cuillère à café (5 ml) de sel casher
- 1 cuillère à café (5 ml) de cumin moulu
- 1 cuillère à café (5 ml) d'origan séché
- cuillère à café (2 ml) de poivre noir 1 épaule de porc désossée (1,8 kg)
- 1 tasse (250 ml) de bouillon de poulet ou de bœuf 1 orange finement tranchée
- Oignon très haché
- Coriandre fraîche coupée
- Avocat en dés
- Radis finement tranchés
- Quartiers de citron vert
- Rondelles de piment jalapeño

- Feuilles de laitue ou de chou

PRÉPARATION

1. Si une semaine chargée m'attend, le dimanche je prépare des carnitas pour toute la semaine. La meilleure façon de les réchauffer est de les mettre sur la plaque du four, sous le grill.

2. Dans un petit bol, mélanger le sel, le cumin, l'origan et le poivre. Retirer l'excédent de gras de la viande (nous souhaitons conserver un peu de gras, il ne faudra donc retirer que les gros morceaux). Frotter la viande avec le mélange de sel et d'épices.

3. Versez le bouillon au fond d'une mijoteuse. Placez la viande à l'intérieur et recouvrez-la des tranches d'orange. Faites cuire entre huit et dix heures à basse température (l'option préférée) ou six heures à haute température.

4. Retirez délicatement la viande de la mijoteuse et jetez les tranches d'orange. À l'aide de deux fourchettes, effilochez la viande.

5. Si vous le souhaitez, répartissez la viande effilochée sur une assiette ou un plat à four. Allumez le gril à basse température et placez la grille du four à environ 10 cm de la

source de chaleur. Placez le plat de viande sous le gril et laissez-le devenir croustillant, en veillant à ce qu'il ne brûle pas.

6. Divisez en portions et servez avec les ingrédients facultatifs. Si vous le souhaitez, servez avec de la laitue ou des feuilles de chou pour préparer des tacos paléolithiques.

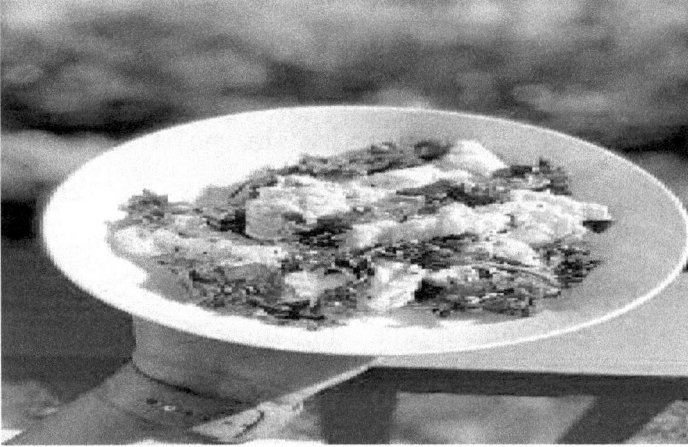

INGRÉDIENTS

- 2 cuillères à soupe (30 ml) de graisse de bacon ou d'huile d'avocat
- tasse (50 g) d'oignon rouge haché et 40 g de poivron rouge haché 1 gousse d'ail en filet
- 1 cuillère à soupe (5 g) de tomates séchées au soleil ou cuites au four (voir note) 2 tasses (475 g) de carnitas dans une mijoteuse
- 1 cuillère à café (5 ml) de sel casher
- 1 cuillère à café (5 ml) d'origan séché
- $\frac{3}{4}$ cuillère à café (4 ml) de cumin moulu Poivre noir fraîchement moulu
- 2 tasses (30 g) de feuilles de chou frisé hachées ($\frac{1}{2}$ bouquet) $\frac{1}{2}$ jus de citron
- 1/3 tasse (30 g) de fromage cheddar râpé

PRÉPARATION

1. C'est une excellente façon de profiter des restes de carnitas pour préparer un autre plat. J'adore prendre le petit déjeuner quand je n'ai pas envie de manger des œufs.

2. Chauffer la graisse de bacon dans une grande poêle à feu moyen. Verser l'oignon et le poivron. Faire revenir pendant cinq minutes, jusqu'à ce que les légumes commencent à ramollir. Ajouter l'ail et faire revenir une minute de plus.

3. Incorporer les tomates et la viande. Mélanger jusqu'à ce que le mélange soit chaud.

4. Dans un petit bol, mélanger le sel, l'origan, le cumin et le poivre. Ajouter à la poêle et bien mélanger.

5. Versez le chou frisé haché (il faudra peut-être le faire deux fois, selon la taille de la poêle). Lorsque le chou frisé commence à ramollir, ajoutez le jus de citron et remuez bien.

6. Saupoudrer uniformément de fromage, réduire le feu et couvrir.

7. Cuire jusqu'à ce que le fromage soit fondu (si la poêle convient au four, on peut la placer sous le gril pour dorer le dessus).

8. Divisez en deux portions et servez.

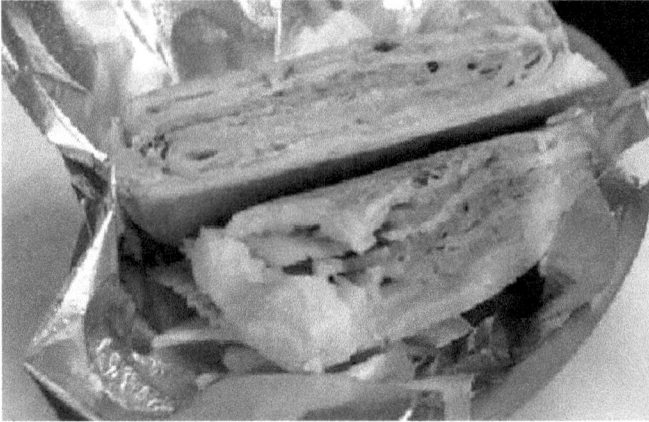

INGRÉDIENTS

- 1 cuillère à café (5 ml) d'huile d'avocat
- 4 tasses (1 kg) de carnitas dans une mijoteuse
- 1 cuillère à café (5 ml) de sel casher
- Poivre noir fraîchement moulu
- $\frac{1}{2}$ jus de citron vert
- 1 tasse (250 ml) de cornichons tranchés (normaux ou épicés, pas sucrés)
- 6 fines tranches de jambon cuit (de la meilleure qualité possible)
- 3 cuillères à soupe (45 ml) de moutarde de Dijon
- 2 tasses (180 g) de fromage suisse râpé

PRÉPARATION

1. Une autre idée fantastique pour profiter des restes de carnitas. Cette variante du sandwich cubain traditionnel élimine le pain et laisse le meilleur : la délicieuse garniture. Dégustez-la avec un couteau et une fourchette ou enveloppez-la dans des feuilles de chou.

2. Placez la grille du four à une distance comprise entre 10 et 15 cm du gril et allumez-le à la température minimale. Utilisez de l'huile d'avocat pour graisser légèrement la plaque du four ou un plat à gril. Étalez le porc effiloché en formant une couche d'environ 2 cm. Assaisonnez et arrosez de jus de citron vert. Placez sous le gril et faites gratiner pendant environ deux minutes, jusqu'à ce que le dessus commence à dorer.

3. Retirer la plaque du four sans éteindre le gril. Disposer les tranches de concombre, puis le jambon. Utiliser le dos d'une cuillère ou d'une spatule pour étaler délicatement la moutarde sur les tranches de jambon. Parsemer le fromage en couche homogène sur le jambon.

4. Remettre la plaque sous le grill pendant une à deux minutes pour faire dorer la partie supérieure. Surveiller le fromage pour qu'il fonde et commence à bouillonner et à dorer sans brûler.

8. VIANDE HACHÉE DES CAVERNES AUX AMANDES AU BEURRE

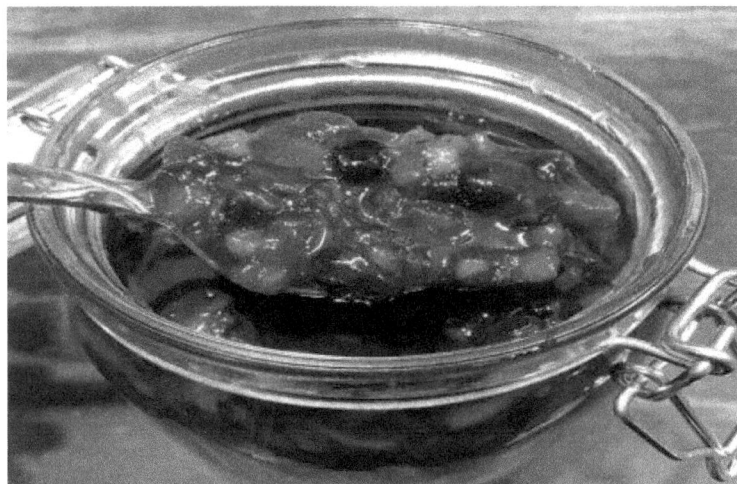

INGRÉDIENTS

- 700 g de boeuf haché
- 1 cuillère à café (5 ml) de sel rose de l'Himalaya
- cuillère à café (2 ml) de poivre moulu
- cuillère à café (2 ml) de cannelle moulue
- tasse (120 ml) de beurre d'amande cru

PRÉPARATION

1. Avec une recette aussi simple, le plus important est la qualité des ingrédients. Je vous conseille la viande hachée de wagyu, une sorte de vache japonaise semblable à la vache de Kobe (si vous ne la trouvez pas dans les magasins de votre région, vous pouvez la commander en ligne). À première vue, cette recette peut sembler un peu étrange, mais essayez-la la prochaine fois que vous aurez besoin de résister longtemps. Ce plat vous procurera beaucoup d'énergie et une sensation de satiété prolongée qui vous permettra de faire une promenade de six heures dans une forêt tropicale. Si c'est votre tour de cuisiner, multipliez les ingrédients par cinq pour nourrir vos camarades.

2. Dans une poêle moyenne, faites dorer la viande à feu moyen pendant six à huit minutes jusqu'à ce qu'elle soit bien cuite. Ajoutez du sel, du poivre et de la cannelle. Remuez bien.

3. Ajoutez le beurre d'amandes à la cuillère à soupe et remuez vigoureusement. Une fois bien incorporé, retirez du feu. Répartissez dans quatre bols et servez immédiatement.

8 9. THON PÂLE BRAISÉ AVEC VINAIGRETTE AUX HERBES ET AU CITRON VERT

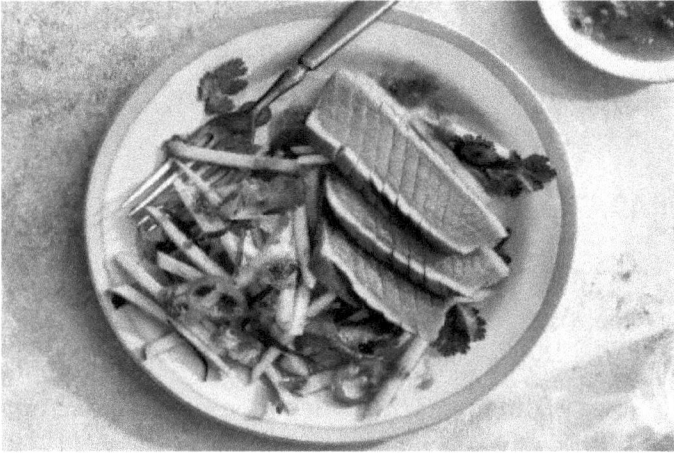

INGRÉDIENTS
- 170 g de steak de thon pâle pour sushi
- Sel de mer
- Poivre noir fraîchement moulu
- 2 cuillères à soupe (30 ml) d'huile d'avocat

Herbes + Robe Lima
- 1 tasse (150 g) de coriandre fraîche
- 1 tasse (150 g) de persil frais
- 1 cuillère à café (5 ml) de zeste de citron vert
- Le jus de 2 petits citrons verts ($1\frac{1}{2}$ à 2 cuillères à soupe ; 25 ml)

- 2 cuillères à soupe (30 ml) de tamari (sauce soja sans gluten)
- 1 cuillère à soupe (15 ml) d'huile de sésame grillée
- 1 gousse d'ail, finement tranchée ou écrasée
- Un morceau de gingembre frais de 2,5 cm, finement tranché ou râpé
- ½ tasse (60 à 120 ml) d'huile d'olive extra vierge ou d'huile d'avocat Une pincée de poivron rouge en petits morceaux (facultatif)

PRÉPARATION

1. Préparer du thon poêlé peut paraître difficile, mais ce n'est pas le cas. Si vous souhaitez un plat rapide et simple qui impressionne vos invités, c'est l'idéal. Servez le thon avec une simple salade verte.
2. Couper le steak de thon en deux ou trois morceaux rectangulaires allongés. Poivrer les deux côtés de chaque morceau.
3. Mettre la coriandre et le persil dans un petit robot de cuisine (voir Note). Hacher les herbes. Ajouter le zeste et le jus de citron vert, le tamari, l'huile de sésame, l'ail et le gingembre. Appuyer plusieurs fois sur l'interrupteur pour bien mélanger. Gratter les parois du bol.
4. Pendant que le robot tourne, ajoutez lentement l'huile d'olive. Grattez à nouveau les parois et appuyez plusieurs fois sur l'interrupteur. Si la

sauce est trop épaisse, ajoutez plus d'huile jusqu'à obtenir la consistance souhaitée.

5. Dans une grande poêle, faites chauffer l'huile d'avocat à feu moyen-vif jusqu'à ce qu'elle soit bien chaude. Déposez délicatement le thon dans l'huile et faites-le braiser une minute de chaque côté sans le déplacer. Le thon sera rosé au centre. Si vous souhaitez en faire plus, vous devrez prolonger un peu le temps de cuisson.

6. Retirez le thon de la poêle, coupez-le en morceaux d'environ 15 mm d'épaisseur, ajoutez la vinaigrette et servez.

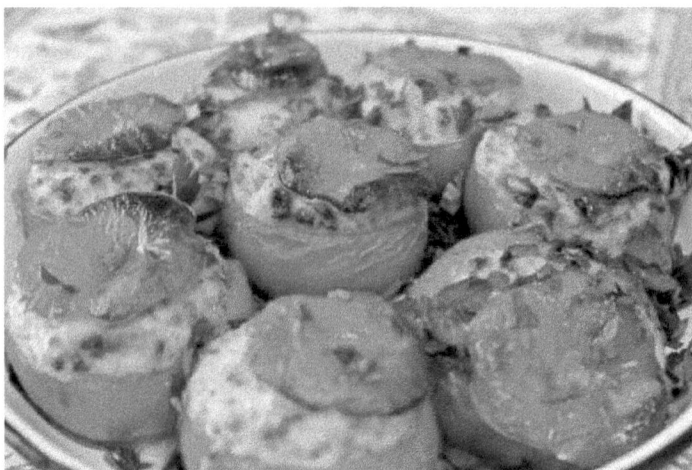

INGRÉDIENTS

- 6 tomates moyennes
- 225 g de bœuf haché
- 1 cuillère à café (5 ml) de basilic séché
- $\frac{1}{2}$ cuillère à café (2 ml) de sel casher
- cuillère à café (1 ml) de poivre noir 6 œufs moyens

PRÉPARATION

1. Cette recette simple est encore meilleure si elle est préparée avec des tomates fraîches du jardin. Si vous préférez, vous pouvez utiliser de la dinde ou du poulet, et même de l'agneau.

2. Préchauffer le four à 200°C. Avec un couteau bien aiguisé, couper les tiges des tomates. Retirer soigneusement les graines à l'aide d'une cuillère et les jeter.

3. Mettez les tomates dans un petit plat allant au four ou utilisez une assiette pour les muffins à grande cavité. Faites cuire cinq minutes.

4. Faites revenir la viande dans une poêle moyenne pendant environ vingt-cinq minutes, jusqu'à ce qu'elle soit bien cuite. Assaisonnez de sel et de poivre et ajoutez du basilic.

5. Retirez les tomates du four et allumez uniquement le gril (si réglable, à basse température). Divisez la viande en six portions et déposez-la sur les tomates à l'aide d'une cuillère.

6. Décortiquez chaque tomate avec un œuf et salez et poivrez encore un peu.

7. Mettez les tomates au four pendant environ cinq minutes, à une distance de 10 à 15 cm du gril, jusqu'à ce que les blancs soient caillés et les jaunes encore liquides.

9 1. LE MEILLEUR POULET RÔTI

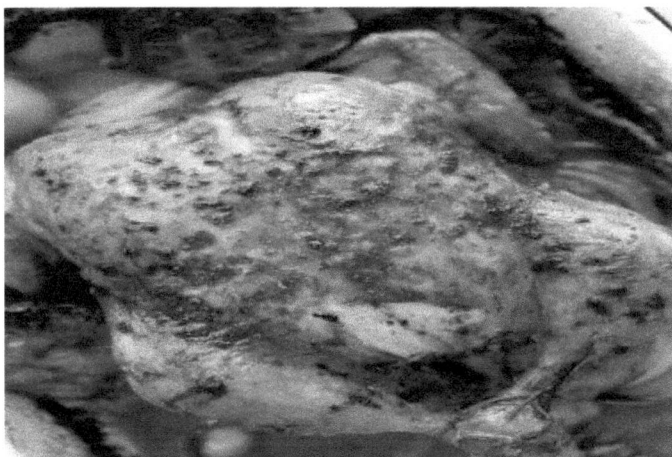

INGRÉDIENTS

- 4 demi-poitrines de poulet désossées et sans peau (environ 1 kg)
- 3 cuillères à soupe (45 ml) de sel casher
- Glaçons
- 2 cuillères à soupe (30 ml) d'huile d'avocat

- 2 cuillères à soupe (30 ml) d'assaisonnement pour poulet (assurez-vous qu'il ne contient pas de sucre ajouté)

PRÉPARATION

1. Ce poulet savoureux deviendra sûrement rapidement l'un des plats préférés de la famille. Il est délicieux accompagné d'une salade variée, enveloppé dans des feuilles de chou avec une portion de mayonnaise Primal ou simplement servi avec vos légumes rôtis préférés. Le secret est la saumure, qui rend le poulet savoureux et tendre.
2. Coupez chaque poitrine de poulet en diagonale en trois portions allongées.
3. Portez à ébullition une tasse (240 ml) d'eau. Mélangez l'eau bouillante et le sel dans un grand bol en métal ou en verre. Lorsque le sel est dissous, versez un litre d'eau froide et quelques glaçons. Ajoutez les morceaux de poulet et recouvrez-les de 2 à 5 cm d'eau

froide. Mettez au réfrigérateur quinze minutes.

4. Égouttez le poulet. Si vous voulez éviter qu'il soit salé, rincez-le maintenant, même si ce n'est pas nécessaire. Mélangez l'huile et l'assaisonnement pour poulet dans le bol vide. Mettez ensuite le poulet dans l'huile. Laissez reposer quelques minutes.

5. Chauffer un gril à feu moyen-vif. Lorsqu'il est chaud, y déposer les morceaux de poulet et couvrir. Faire rôtir pendant environ quatre minutes, retourner et poursuivre la cuisson pendant trois ou quatre minutes supplémentaires, jusqu'à ce que la température interne atteigne 75 °C.

6. Retirez le poulet du gril et servez.

9 2. BROCHETTES DE POULET

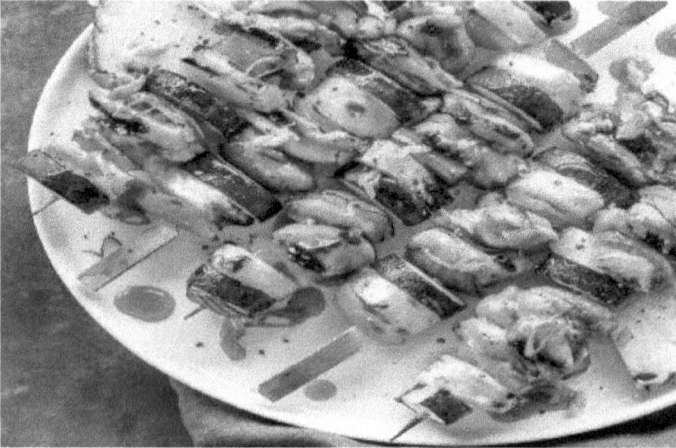

INGRÉDIENTS

- 1 kg de demi-poitrines de poulet désossées et sans peau
- 24 petits champignons (environ 225 g)
- 1 gros oignon jaune
- 2 poivrons (de la couleur que vous préférez)

- tasse (60 ml) d'huile d'avocat 1 cuillère à café (5 ml) d'origan séché
- 1 cuillère à café (5 ml) de basilic séché ½ cuillère à café (2 ml) d'ail moulu ½ cuillère à café (2 ml) de sel casher
- ½ cuillère à café (2 ml) de poivre noir
- 8 brochettes courtes (trempées dans l'eau si elles sont en bois ou en bambou)

PRÉPARATION

1. Les brochettes sont mon plat préféré lorsque les gens rentrent à la maison pour profiter d'un barbecue d'été informel. Vous pouvez les préparer à l'avance, ou même laisser les invités les préparer. Comme elles rôtissent en un instant, vous n'aurez pas à vous occuper du gril pendant que vos invités s'amusent.

2. Coupez chaque poitrine de poulet en huit ou dix morceaux de taille similaire et mettez-les dans un bol en verre. Lavez les champignons et retirez-leur les pieds. Coupez l'oignon et les poivrons en gros morceaux. Mettez le tout dans un autre bol.

3. Mélangez l'huile et les assaisonnements. Versez la moitié du mélange dans chaque bol et remuez bien. Mettez les deux bols au

réfrigérateur et laissez mariner pendant vingt minutes.

4. Montez les brochettes en alternant le poulet et les légumes. Préchauffez le fer à température moyenne-élevée.

5. Mettre les brochettes sur le gril (ou sous le gril) pendant environ trois minutes de chaque côté, en les retournant pour qu'elles dorent bien partout, environ

6. Dix ou douze minutes au total. Vérifiez la cuisson du poulet à l'aide d'un thermomètre à lecture instantanée (la température interne doit être de 75°C).

7. Déplacez les brochettes vers une source et servez.

9 3. PLATEAU DE CREVETTES ET D'ASPERGES

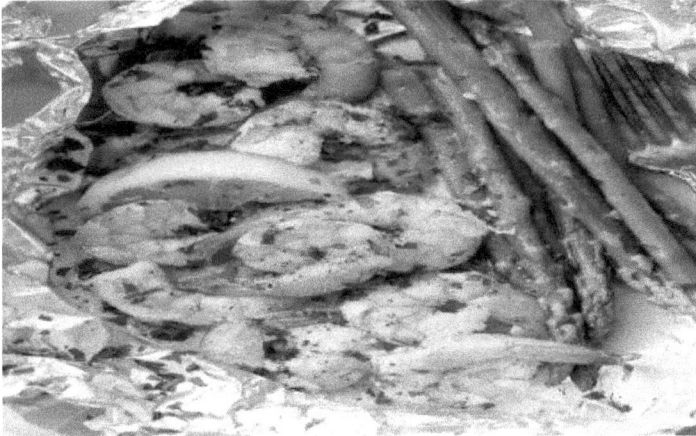

INGRÉDIENTS

- 2 cuillères à soupe (30 ml) d'huile d'avocat
- 3 gousses d'ail tranchées
- 4 cuillères à soupe (60 g) de beurre
- 1 botte d'asperges (450 g)
- 2 cuillères à café (10 ml) de sel casher

- 1 cuillère à café (5 ml) de poivre noir fraîchement moulu
- 680 g de crevettes décortiquées
- ½ cuillère à café (1-2 ml) de poivron rouge haché (facultatif) 1 citron moyen coupé en deux
- 1 tasse (90 g) de parmesan râpé
- 2 cuillères à soupe (30 ml) de persil frais haché (facultatif)

PRÉPARATION

1. Je n'aime pas du tout laver les cocottes, donc mon truc c'est de préparer les aliments dans un seul récipient. De plus, ce plat simple se prépare en moins de vingt minutes. Vous allez l'adorer !
2. Préchauffez le four à 200°C. Dans une petite poêle, faites chauffer l'huile d'avocat à feu moyen. Faites revenir l'ail jusqu'à ce qu'il libère son arôme et sans qu'il brunisse, environ trois minutes. Ajoutez le beurre et faites cuire jusqu'à ce qu'il commence à bouillonner. Retirez du feu.
3. Retirez les extrémités dures des asperges et déposez les pointes sur la plaque du four. Versez dessus deux cuillères à soupe (30 ml) de beurre à l'ail et faites-les tourner quelques fois pour bien les enrober. Étalez-les en une seule couche et saupoudrez-les de la moitié du sel et du

poivre. Mettez-les au four pendant cinq minutes, jusqu'à ce qu'elles soient tendres et légèrement grillées.

4. Disposer les asperges dans une moitié de l'assiette. Placer les crevettes dans l'autre moitié. Verser dessus le reste du beurre à l'ail et les retourner plusieurs fois pour bien les enrober. Les étaler en une seule couche et les saupoudrer du reste de sel et de poivre. Ajouter le poivron rouge, si utilisé. Presser le citron sur les crevettes et le couper en quartiers. Mettre les morceaux entre les crevettes.

5. Saupoudrez le parmesan uniquement sur les asperges et mettez le plat au four pendant cinq à huit minutes, jusqu'à ce que les crevettes soient opaques. Versez le persil sur les crevettes, si vous en avez utilisé, et servez immédiatement.

9 4. SAUCISSES AU CHOU FRISÉ

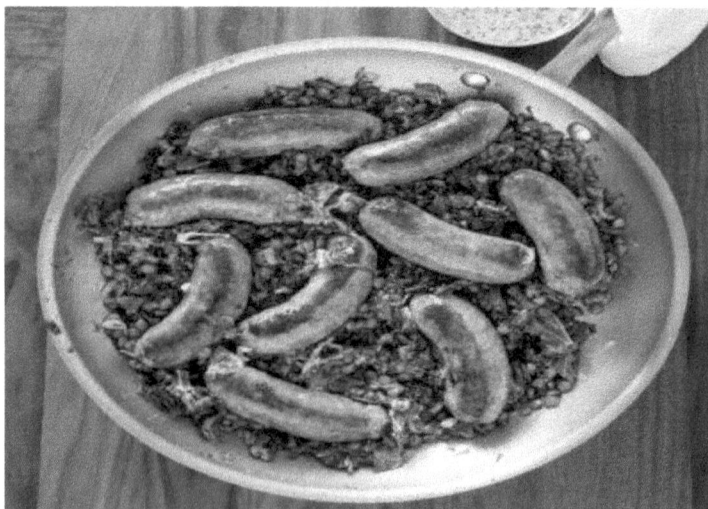

INGRÉDIENTS

- 1 botte de chou frisé de n'importe quelle variété
- $\frac{1}{2}$ oignon moyen coupé en dés

- 1 paquet de saucisses de poulet
- 2 cuillères à soupe (30 ml) d'huile de coco ou d'avocat
- 2 cuillères à soupe (30 ml) de beurre
- 8 champignons nettoyés et tranchés
- 1 cuillère à café (5 ml) de sel casher
- $\frac{1}{2}$ cuillère à café (2 ml) de poivre noir
- 1 tasse (250 ml) de bouillon de poulet (de préférence fait maison)
- $\frac{1}{4}$ cuillère à café (1 ml) de piment rouge haché (facultatif)

PRÉPARATION

1. Si l'un de vos amis ou membres de votre famille vous dit qu'il n'aime pas le chou frisé, faites-lui goûter ce plat. Cette recette peut être personnalisée selon vos goûts, en ajoutant les légumes souhaités et tout type de saucisse. Essayez différentes combinaisons pour voir laquelle vous préférez. Cependant, assurez-vous de choisir des saucisses qui ne contiennent que des ingrédients propres, sans sucres ajoutés, nitrates, etc.

2. À l'aide d'un couteau bien aiguisé, coupez les tiges épaisses du chou frisé présentes dans les portions de feuilles. Hachez-les en morceaux d'une taille similaire à celle d'un oignon coupé en dés. Coupez les feuilles de chou frisé en fines lanières.

3. Coupez les saucisses en morceaux de 2,5 cm. Faites chauffer une cuillère à soupe (15 ml) d'huile dans une grande poêle. Disposez la moitié des saucisses en une seule couche et faites-les frire jusqu'à ce qu'elles soient dorées. Retournez-les et faites-les frire deux minutes de l'autre côté. Retirez-les et répétez l'opération avec l'autre moitié des saucisses. Retirez-les de la poêle.

4. Chauffer l'autre cuillère à soupe (15 ml) d'huile à feu moyen dans la poêle. Ajouter l'oignon et les tiges de chou frisé coupées et faire revenir les légumes pendant environ cinq minutes, jusqu'à ce qu'ils commencent à ramollir. Pousser les légumes vers le bord de la poêle et faire fondre le beurre au centre. Ajouter les champignons et les faire revenir quelques minutes. Saler et poivrer. Bien mélanger.

5. Ajoutez les feuilles de chou frisé et mélangez le tout. Faites revenir pendant trois à cinq minutes, jusqu'à ce que les feuilles soient tendres. Remettez les saucisses dans la poêle avec le bouillon et le piment rouge haché, si vous en avez utilisé. Augmentez un peu le feu. Lorsque le liquide commence à bouillir, baissez le feu et attendez que presque tout s'évapore. Essayez d'ajouter du sel si nécessaire. Servez immédiatement.

9 5. SAUMON AU FOUR AVEC AÏOLI À L'ANETH

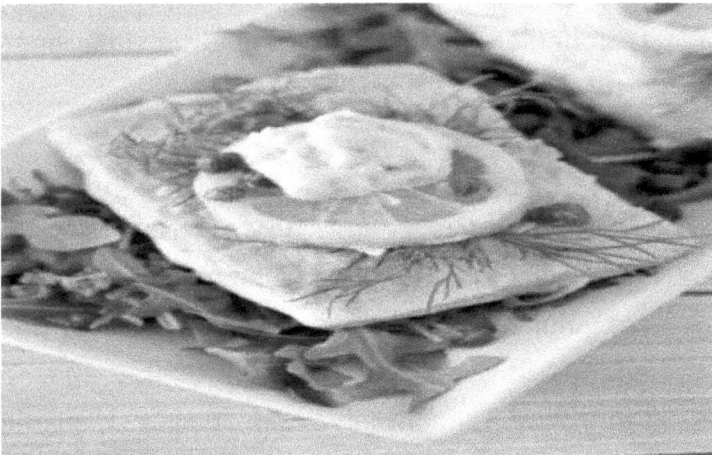

INGRÉDIENTS

- 4 filets de saumon avec peau, environ 170 g chacun

- cuillère à soupe (7,5 ml) d'huile d'avocat Zeste d'un demi-gros citron
- Sel casher
- Poivre noir fraîchement moulu

L'Alioli va chuter

- ½ tasse (120 ml) de mayonnaise Primal Kitchen ou autre mayonnaise adaptée au régime paléolithique
- 2 petites gousses d'ail tranchées
- 2 cuillères à café (15 ml) de jus de citron fraîchement pressé
- 1 cuillère à soupe (15 ml) d'aneth frais haché
- cuillère à café (1 ml) de sel casher
- cuillère à café (1 ml) de poivre noir fraîchement moulu, le zeste d'un demi-gros citron

PRÉPARATION

1. Ce filet de saumon cuit à basse température fond dans la bouche. Préparé ainsi, le saumon est joliment rosé, alors ne vous inquiétez pas si vous le sortez du four et qu'il a encore l'air cru. Au contraire, ce sera le meilleur poisson cuit que vous ayez jamais mangé !
2. Préchauffez le four à 135°C. Mettez les filets de saumon dans une marmite en fer ou un plat à four. Mélangez l'huile avec la moitié

du zeste de citron et badigeonnez le dessus du poisson. Salez et poivrez. Faites cuire le saumon entre seize et dix-huit minutes, jusqu'à ce qu'il puisse être divisé en petits morceaux avec une fourchette.

3. Pendant que le saumon est au four, mélangez la mayonnaise avec l'ail, le zeste et le jus de citron, l'aneth, le sel et le poivre.
4. Servir le saumon accompagné de l'aïoli.

9 6. ROULEAUX DE DINDE ET DE CHOU

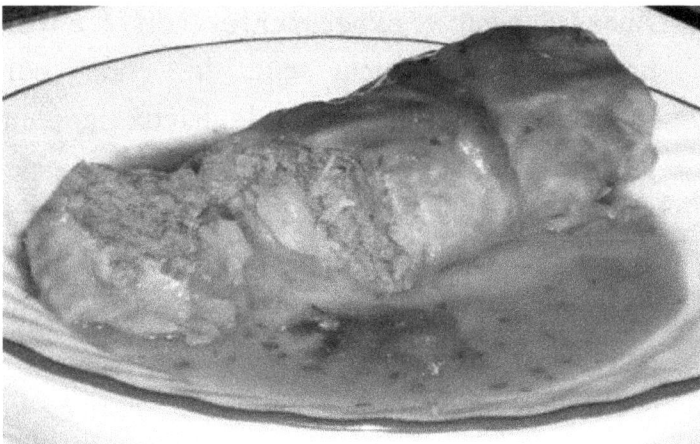

INGRÉDIENTS

- 2 feuilles de chou, plus elles sont grandes, mieux c'est

- 4 tranches de poitrine de dinde de bonne qualité (sans sucre ajouté, ni nitrites, ni autres ingrédients nocifs)
- 4 tranches de bacon passées à la poêle
- 2 tranches de fromage suisse coupées en deux
- $\frac{1}{2}$ tasse (120 ml) de salade de chou paléolithique

PRÉPARATION

1. Après avoir expérimenté différentes options, j'ai conclu que le chou est l'ingrédient qui remplace le mieux le pain plat et les tortillas mexicaines. Il a une saveur très douce et ses feuilles larges et épaisses retiennent très bien la garniture. Ce sandwich est un peu compliqué à manger, mais il est excellent.

2. À l'aide d'un couteau bien aiguisé, retirez la tige centrale épaisse du chou (vous devrez peut-être couper un peu la feuille, la laissant en forme de cœur).

3. Au centre de chaque feuille, déposez deux tranches de dinde, deux tranches de bacon et deux demi-tranches de fromage en laissant une marge sur les bords. À l'aide d'une cuillère, déposez $\frac{1}{4}$ tasse (60 ml) de salade de chou sur chaque feuille, près du haut (loin de l'extrémité de la tige).

4. En commençant par le haut, enveloppez la salade de chou avec la pointe de la feuille et roulez le sandwich. Rentrez les bords comme un burrito. Fermez les rouleaux avec deux baguettes chacun et coupez-les en deux pour servir.

9 7. SALADE DE THON CROUSTILLANT

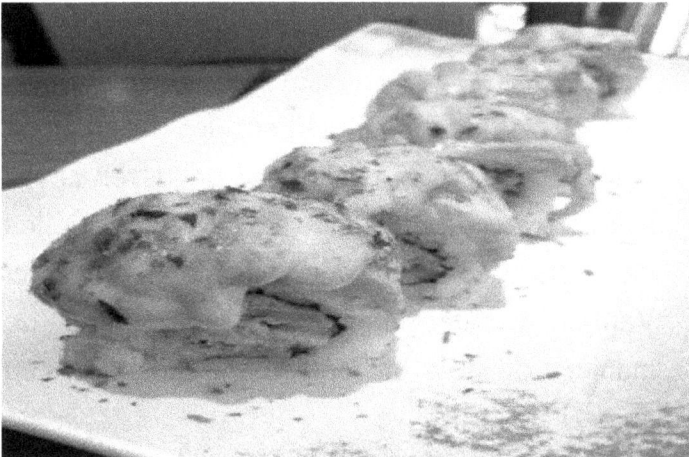

INGRÉDIENTS

- 2 boîtes de thon de 140 g chacune (ne pas égoutter)
- ½ tasse (120 ml) de mayonnaise Primal Kitchen ou autre mayonnaise adaptée au régime paléolithique
- 2 cuillères à soupe (30 ml) de câpres égouttées
- 1 branche de céleri coupée en dés
- 1 petite carotte, coupée en dés
- 4 radis coupés en dés
- Sel et poivre au goût
- tasse (60 g) d'amandes effilées 2 cuillères à soupe (15 g) de graines de tournesol

PRÉPARATION

1. Une autre idée pour utiliser les feuilles de chou. Vous pouvez également déguster cette salade avec des légumes, avec des rondelles de radis, des chips de concombre ou seule. Veillez à sélectionner du thon pêché de manière durable et conditionné dans de l'eau ou de l'huile d'olive.

2. Videz le thon dans un bol avec le liquide de mise en conserve. Émiettez-le à la fourchette. Ajoutez la mayonnaise, les

câpres, le céleri, les carottes et les radis. Assaisonnez avec du sel et du poivre.

3. Hachez les amandes avec un couteau de chef. Juste avant de servir, ajoutez-les à la salade de thon et saupoudrez le tout de graines de tournesol.

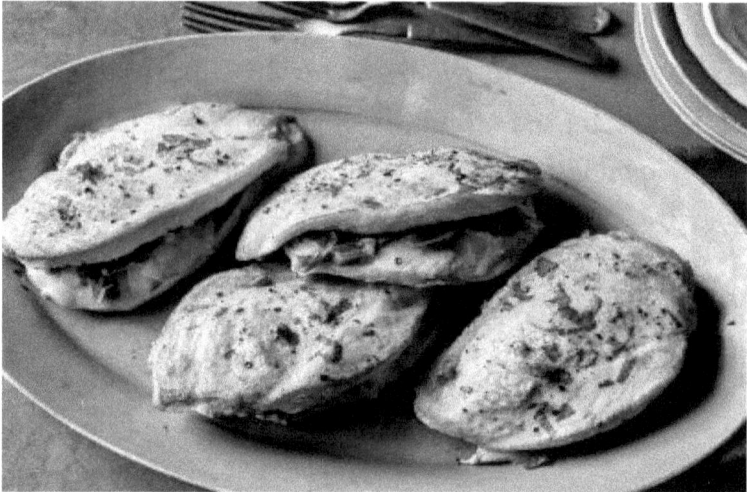

INGRÉDIENTS

- 1 cuillère à soupe d'huile
- 1/2 tasse d'oignon blanc, en filets
- 1 tasse de nopal, coupé en lanières et cuit
- assez de sel
- assez d'origan
- assez de poivre
- 4 poitrines de poulet, aplaties
- 1 tasse de fromage Oaxaca, râpé
- 1 cuillère à soupe d'huile, pour la sauce
- 3 gousses d'ail hachées pour la sauce
- 1 oignon blanc, coupé en huit, pour la sauce

- 6 tomates coupées en quartiers pour la sauce582
- 1/4 tasse de coriandre fraîche, fraîche, pour la sauce
- 4 piments guajillo, pour la sauce
- 1 cuillère à soupe de piment de la Jamaïque, pour la sauce
- 1 tasse de bouillon de poulet, pour la sauce
- 1 pincée de sel, pour la sauce

PRÉPARATION

6. Pour la garniture, faites chauffer une poêle à feu moyen avec l'huile, faites revenir l'oignon avec les nopales jusqu'à ce qu'ils cessent de baver, assaisonnez à votre goût avec du sel, du poivre et de l'origan. Réservation.

7. Sur une planche, déposez les blancs de poulet farcis de nopales et de fromage Oaxaca, enroulez-les, assaisonnez avec du sel, du poivre et un peu d'origan. Si nécessaire, fixez-les avec un cure-dent.

8. Chauffez un gril à feu vif et faites cuire les rouleaux de poulet jusqu'à ce qu'ils soient

bien cuits. Coupez les rouleaux et réservez au chaud.

9. Pour la sauce, faites chauffer une poêle à feu moyen avec l'huile, faites revenir l'ail avec l'oignon jusqu'à obtenir une couleur dorée, ajoutez la tomate, la coriandre, le piment guajillo, le piment de la Jamaïque, les graines de coriandre. Laissez cuire pendant 10 minutes, complétez avec le bouillon de poulet, salez et poursuivez la cuisson pendant 10 minutes supplémentaires. Refroidissez légèrement.

10. Mixez la sauce jusqu'à obtenir un mélange homogène. Servez sur une assiette en miroir, posez le poulet dessus et dégustez.

9 9 . Mini pain de viande au bacon

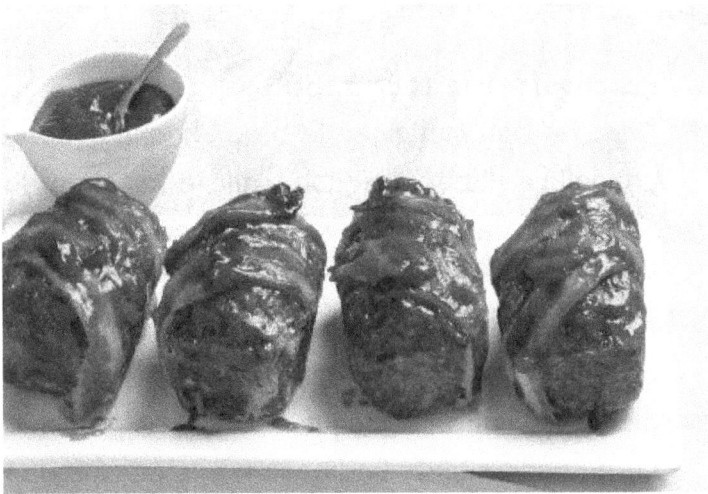

INGRÉDIENTS

- 1 kilo de boeuf haché
- 1/2 tasse de pain moulu
- 1 oeuf
- 1 tasse d'oignon, haché finement
- 2 cuillères à soupe d'ail finement haché
- 4 cuillères à soupe de ketchup
- 1 cuillère à soupe de moutarde
- 2 cuillères à café de persil finement haché
- assez de sel
- assez de poivre
- 12 tranches de bacon
- assez de sauce ketchup, pour vernir
- assez de persil, pour décorer

PRÉPARATION

6. Préchauffer le four à 180°C.

7. Dans un bol, mélanger le bœuf haché avec la chapelure, l'œuf, l'oignon, l'ail, le ketchup, la moutarde, le persil, le sel et le poivre.

8. Prenez environ 150 g de mélange de viande et façonnez-le en forme circulaire à l'aide de vos mains. Enveloppez-le de bacon et placez-le sur une plaque à biscuits graissée ou du papier ciré. Badigeonnez le dessus des cupcakes et du bacon de ketchup.

9. Cuire au four pendant 15 minutes ou jusqu'à ce que la viande soit cuite et que le bacon soit doré.

10. Servir avec du persil, accompagné de salade et de pâtes.

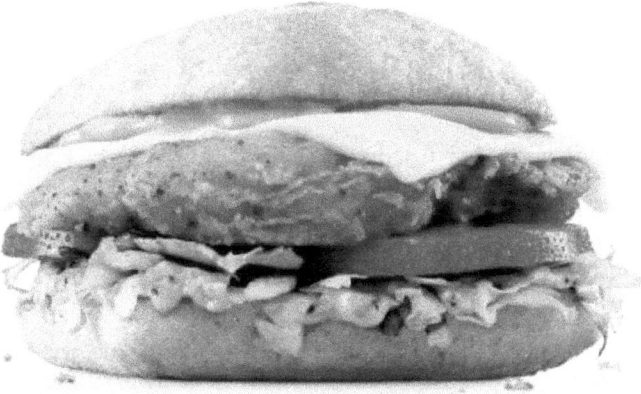

INGRÉDIENTS

- 1/2 tasse de chorizo, émietté
- 1/2 tasse de bacon, haché
- 2 cuillères à soupe d'ail finement haché
- 1 oignon rouge, coupé en morceaux
- 2 poitrines de poulet, sans peau, désossées, coupées en dés
- 1 tasse de champignons, en filets
- 1 poivron jaune, coupé en morceaux
- 1 poivron rouge, coupé en morceaux
- 1 poivron orange coupé en morceaux
- 1 citrouille coupée en demi-lunes
- 1 pincée de sel et de poivre

- 1 tasse de fromage Manchego, râpé
- au goût de tortillas de maïs, pour accompagner
- au goût de la sauce, pour accompagner
- au goût de citron, pour accompagner

PRÉPARATION

4. Chauffer une poêle à feu moyen et faire revenir le chorizo et le bacon jusqu'à ce qu'ils soient dorés. Ajouter l'ail et l'oignon et cuire jusqu'à ce qu'ils soient transparents. Ajouter le poulet, assaisonner de sel et de poivre et cuire jusqu'à ce qu'il soit doré.

5. Une fois le poulet cuit, ajoutez les légumes un à un, laissez cuire quelques minutes avant d'ajouter le suivant. Enfin, ajoutez le fromage et laissez cuire 5 minutes supplémentaires pour qu'il fonde, rectifiez l'assaisonnement.

6. Servir le fil très chaud accompagné de tortillas de maïs, de salsa et de citron.

CONCLUSION

Les régimes pauvres en graisses sont considérés comme une méthode populaire de perte de poids.

Cependant, les régimes à faible teneur en glucides sont liés à une perte de poids à court terme plus importante, ainsi qu'à une perte de graisse accrue, à une réduction de la faim et à un meilleur contrôle de la glycémie.

Bien que des études supplémentaires soient nécessaires sur les effets à long terme de chaque régime, des études montrent que les régimes à faible teneur en glucides peuvent être tout aussi efficaces pour la perte de poids que les régimes à faible teneur en graisses - et peuvent offrir plusieurs avantages supplémentaires pour la perte de poids. santé.

Que vous choisissiez un régime pauvre en glucides ou en graisses, gardez à l'esprit que le maintien d'un régime alimentaire à long terme est l'un des facteurs les plus critiques pour réussir à perdre du poids et à maintenir une bonne santé en général.

Milton Keynes UK
Ingram Content Group UK Ltd.
UKHW030744121124
451094UK00013B/976

9 781836 871699